DECÍDETE
a tener una
vida sana

Una guía práctica del autocuidado
y la prevención de la salud

Carlos Diéguez Agraz

VIDASANA

Decídete a tener una vida sana
© Carlos Diéguez Agraz

© María Perujo Lavín, diseño de portada
© Imágenes de portada: iStockphoto

⧩VIDA**SANA**

D.R. © Selector S.A. de C.V. 2016
Doctor Erazo 120, Col. Doctores,
C.P. 06720, México D.F.

ISBN: 978-607-453-409-2
Primera edición: agosto 2016

Impreso en México

Printed in Mexico

Índice

PRÓLOGO

Sería lógico suponer que el tema de la salud del individuo es prioritario para la sociedad; no obstante, en la vida real resulta muy limitada la educación e información recibida por una persona sobre aspectos fundamentales como el autocuidado y las prácticas preventivas de su salud.

Por tal realidad, este libro tiene como principales objetivos:

- Ofrecer información confiable sobre los diferentes temas relacionados con la salud integral de la persona.

- Asesorar e impulsar al lector para que tome el control y la responsabilidad de su salud.

- Promover mediante los cuestionarios de percepción, localizados al final de cada capítulo, una reflexión sobre su situación personal.

- Propiciar que el lector continúe con la investigación a fondo de los diversos temas.

- Sumar esfuerzos con instancias públicas y privadas dedicadas a cuidar la salud de la población para difundir un nuevo enfoque preventivo y de autocuidado del individuo.

Ya que no existe una verdad absoluta, el contenido de los diferentes capítulos ha sido elaborado siguiendo los criterios de fuentes confiables, así como las experiencias y conocimientos adquiridos en dos décadas de desempeño profesional en la empresa Bienestar y Salud Corporativa, enfocados a la prevención y el autocuidado de la salud, así como impulsando la adopción de hábitos saludables.

Uno de los retos de esta publicación fue concentrar los temas de mayor trascendencia, es decir, la prevención y el autocuidado de la salud, y comunicarlos con un lenguaje entendible y sencillo para la mayoría de las personas, accesible a cualquier condición social, económica y género. Cada capítulo está estructurado por diferentes temas afines que se indican con subtítulos con el propósito de facilitar su lectura. La idea es poner en la mesa la información básica y alentar a quienes quieran profundizar en cualquiera de los temas a buscar información adicional.

La salud de la sociedad no es responsabilidad exclusiva del gobierno, cada persona debe asumir el compromiso de cuidarla, atenderla y mejorarla. Este libro responde a la necesidad y obligación que, como parte activa de la sociedad civil, tenemos para contribuir con nuestro grano de arena en esta gran tarea del mundo, y muy puntualmente de nuestro país, de propiciar una población saludable.

La información contenida en este libro es responsabilidad única del autor. No tiene la intención de ser sustituta de la ofrecida por médicos y especialistas de los diferentes ramos de la salud. Se ha elaborado como fuente de orientación, y en cualquiera de los casos debe ser corroborada y no utilizarse como diagnóstico o tratamiento médico.

IMPORTANCIA DE LA SALUD

Hacer de la salud una prioridad

Cuando las personas son interrogadas acerca de la importancia de la salud en su vida, su respuesta por lo general es que la consideran de alta prioridad, no obstante, en el día a día, la situación es distinta. La salud es un tema que pocas veces se valora porque se piensa que es algo normal y gratuito, en cambio, cuando se presentan enfermedades o ante el peligro de alguna epidemia la gente reacciona y emprende acciones para protegerse.

Es así como las personas desean gozar de buena salud, pero creen que la pueden lograr en automático, sin tener que realizar mayores esfuerzos ni cambiar comportamientos nocivos. En la salud influyen los genes, sin embargo, las investigaciones señalan que en la gran mayoría de los casos son más determinantes otros factores como el autocuidado y la prevención de la salud.

¿Cómo convencer a un joven de 20 años de la importancia de cuidarse para reducir sus probabilidades de tener diabetes? ¿Cómo superar temores y apatías de algunas personas para realizar visitas periódicas al médico y detectar oportunamente una enfermedad? Cuando no se percibe un riesgo inminente de salud, se olvida su importancia.

Existen tres condiciones generales de salud:

a) Persona saludable. En aparentes buenas condiciones de salud, sin presentar síntomas de algún padecimiento.

b) Persona con sospecha de padecimiento. Se han detectado ciertas condiciones anormales, y es recomendable acudir con el médico o especialista para confirmar o desechar las sospechas.

c) Persona con un padecimiento confirmado. Se ha confirmado una determinada enfermedad, permanente o temporal, para la cual el médico prescribe un tratamiento.

Hacer de la salud una prioridad diaria es una de las mejores elecciones que pueden tomarse para gozar una vida plena y saludable, seguramente más larga y con mayor bienestar.

En los capítulos del libro se mencionan diversos términos como prevención de la salud, autocuidado, promoción de la salud, disminución de factores de riesgo, y otros más. Si bien difiere su significado, todos ellos son complementarios y oportunos para los fines del libro, pues consisten en brindar información y asesoría a los lectores para optimizar su salud.

Prevención de la salud

La prevención es la disposición de anticiparse a determinados acontecimientos para evitar o minimizar un riesgo, el objetivo de prevenir es lograr que un perjuicio eventual no se concrete. De ahí los dichos populares en temas de salud: *"más vale prevenir que curar"* y *"mejor prevenir que curar"*.

Al hablar de prevención de enfermedades nos referimos a tres diferentes tipos:

• Primaria. Consiste en evitar la enfermedad reduciendo los factores de riesgo mediante vacunación, actividad física regular, alimentación saludable, evitar el tabaquismo, moderar el consumo de alcohol, entre otros.

- Secundaria. Se basa en la detección oportuna de enfermedades. Cuando los índices de curación tienen un diagnóstico más favorable las posibilidades de complicaciones son bajas, los trastornos por los tratamientos son menores al igual que los costos involucrados; en esta etapa se practican frecuentemente exámenes médicos. Algunos ejemplos son la detección precoz de cáncer de mama y de cuello de útero, de la diabetes mellitus y enfermedades del corazón.

- Terciaria. Consiste en impedir que una enfermedad tratada provoque complicaciones por sus secuelas. Un ejemplo es la rehabilitación de pacientes que han sobrevivido al cáncer.

En varios países en vías de desarrollo, como los latinoamericanos, se presenta todavía el fenómeno de las enfermedades infecciosas del pasado y ya se presentan las enfermedades crónicas no transmisibles (ECNT) comunes de las naciones desarrolladas. Se observan casos de niños de bajos recursos económicos con obesidad y adultos con enfermedades cardiovasculares y cáncer, dos de las más recurrentes en los países desarrollados.

La adopción de prácticas preventivas de la salud exige un profundo cambio cultural de las poblaciones, no existen fórmulas mágicas para vivir más años y con mayor calidad. Se necesita el esfuerzo diario en varios aspectos: ejercicio, alimentación, manejo apropiado del estrés, evitar hábitos nocivos, exámenes regulares, visitas periódicas al médico, y otros que serán tratados en los siguientes capítulos.

La medicina preventiva requiere la enseñanza de prácticas saludables, orientar e informar sobre temas relacionados con la salud física, mental y emocional del individuo. No es sencillo eliminar o modificar hábitos enraizados a lo largo de toda la vida, en ocasiones apoyados en mitos o costumbres familiares erróneos por la falta de información correcta, que propician prácticas incorrectas sobre el cuidado de la salud.

La letal ausencia de cultura de prevención de la salud hace que en muchos casos las enfermedades crónicas se presenten en fases avanzadas e incurables, lo cual ocasiona muertes prematuras y discapacidades, en especial en las poblaciones más vulnerables.

Por desgracia, la medicina ha sido una actividad eminentemente reactiva y curativa, y resulta imperativo cambiar el modelo obsoleto de medicina curativa basada en la enfermedad por uno nuevo de medicina preventiva fundamentado en la promoción de la salud y la prevención de las enfermedades; con ello se obtendrían enormes ahorros para los gobiernos y a la sociedad, y lo más importante, la población gozaría de mejor salud y bienestar.

Autocuidado

Cuidarse, cuidar y ser cuidado son funciones inherentes al ser humano, básicas para la vida y por lo tanto para la supervivencia. ¿Quién no reconoce las primeras prácticas de autocuidado enseñadas por las madres y los profesores? El concepto básico del autocuidado se refiere al conjunto de acciones intencionales realizadas por el individuo a fin de controlar los factores internos o externos que pueden comprometer su vida y desarrollo.

El autocuidado está dirigido a mejorar la calidad de vida de la persona. Cuando es proporcionado a otros se trata de autocuidado colectivo, al cuidarnos contribuimos también a la promoción y el desarrollo de los demás. Uno de los supuestos es que, a partir de cierta edad y en condiciones normales, todos tenemos la capacidad de cuidarnos y esto lo aprendemos a lo largo de nuestra vida.

La norteamericana Dorothy Orem desarrolló la teoría del autocuidado a finales de 1970, y es aplicada prioritariamente en la enfermería. Según la autora hay tres tipos de requisitos del autocuidado: universales, del desarrollo y alteraciones o desviaciones de la salud. Los primeros son parte de la condición vital del humano, entre ellos están el aire, los líquidos, los alimentos, asegurar la eliminación urinaria e intestinal, mantener un balance entre el descanso y la interacción social, y prevenir daños y accidentes para volver a la normalidad. Los derivados del desarrollo varían en períodos específicos del ciclo vital y lo afectan positiva o negativamente; por ejemplo, una alimentación inadecuada repercutirá en el crecimiento del niño y después en su etapa de adulto. Las alteraciones de salud o enfermedades, por su parte, crean necesidades particulares para su solución.

Es así como las personas desarrollan prácticas de autocuidado, muchas veces sin darse cuenta por ser parte de su rutina diaria, y las transforman en hábitos saludables.

Nunca es demasiado pronto

Cada vez son más contundentes las evidencias de la influencia positiva de adoptar hábitos saludables en los niños y adolescentes y sus efectos favorables en su etapa adulta. Los padres tienen la oportunidad de dejarles a sus hijos una "gran herencia" fomentando los buenos hábitos. ¿Cuáles?, son varios los relacionados con su salud y bienestar físico:

• Motivarlos a realizar ejercicio en forma regular.

• Limitar en forma razonables las actividades sedentarias: televisión, internet y videojuegos.

• Orientarlos a llevar una dieta equilibrada y saludable.

De los seis a los diez años es una edad excelente que debe aprovecharse, pues los niños son muy receptivos y han desarrollado su capacidad de comprensión. Los estudios señalan el ejemplo y la participación de los padres como factores fundamentales para que el niño adopte hábitos saludables como el ejercicio y la alimentación. ¿Cómo lograrlo?, a continuación se mencionan algunas sugerencias.

Ejercicio

- Alentar al niño a ejercitarse; ser pacientes mientras adquiere destreza y habilidad.

- Cerciorarse de conocer sus disciplinas favoritas.

- Proponerles realizar nuevas actividades para propiciar su desarrollo armónico y equilibrado.

- Participar con ellos para darles el ejemplo; a los niños les gusta jugar con sus papás.

- Motivarlos, reconocer sus logros y reforzar su autoestima.

- Comentarles la importancia y los beneficios del ejercicio cotidiano.

- La actividad física no tiene que ser competitiva, no a todos los niños les gusta rivalizar.

- Tratar de que la actividad sea agradable y divertida.

- Recordar que el niño no es un adulto pequeño, se encuentra en desarrollo y las cargas de trabajo en el ejercicio deben ser apropiadas a su edad.

- Son preferibles los ejercicios aeróbicos no demasiado extensos que los ejercicios anaeróbicos.

- No valorar el rendimiento de los niños por sus éxitos tempranos, sino enfocarlos como parte de un proceso de adopción de hábitos.

Actividades sedentarias

Se sabe que los niños sedentarios tienden a ser adultos sedentarios, con altas posibilidades de tener exceso de peso y, consecuentemente, de desarrollar alguna enfermedad crónica no transmisible (ECNT). Además del ejercicio diario, también es necesario moderar o limitar sus actividades sedentarias. El tiempo de exposición ante las pantallas ha aumentado en las últimas décadas, aquí se presentan problemas urbanísticos: pocos espacios para jugar al aire libre, el uso de transporte motorizado, situación familiar en que ambos padres laboran, por citar algunos.

En México, la recomendación del Instituto Nacional de Salud Pública es controlar las actividades sedentarias a dos horas al día como máximo, pero sólo la cumple un tercio de la población, especialmente en el área rural; en el área urbana hay quienes incluso exceden las cuatro horas diarias.

Alimentación

Las sugerencias son:

- Enseñar con el ejemplo.

- Promover el consumo de verduras y frutas, así como cereales, de preferencia integrales.

- Proporcionar una dieta variada de los diferentes grupos de alimentos.

- Recordar que el desayuno diario es fundamental para obtener energía y salud cognitiva.

- Establecer horarios para las comidas.

- Promover en lo posible comidas en familia.

- Preferir el agua como primera opción de hidratación.

- Cuidar el tamaño de las raciones, el estómago del niño es bastante menor que el del adulto.

- Cuidar los alimentos de consumo ocasional.

- Evitar los celulares, la televisión, lecturas o cualquier distracción durante las comidas.

- Involucrar a los niños en la compra y preparación de los alimentos.

- No prohibir ni satanizar ningún alimento, pues resulta contraproducente.

Nunca es demasiado tarde

Un sinnúmero de estudios demuestran que nunca es tarde para empezar a cuidarse. Personas de cualquier edad (25, 40, 55, 70 o 85 años) aumentan su esperanza y calidad de vida cuando se cuidan. Individuos con hábitos y conductas riesgosas incrementan sus probabilidades de mejorar su salud al modificarlos.

El concepto de autocuidado es sumamente amplio, aquí el enfoque está dirigido en particular hacia prácticas promotoras de la salud y prácticas relacionadas con la disminución de los factores de riesgo, todas se detallan en los siguientes capítulos.

Practicas promotoras de la salud:

- Actividad física y ejercicio

- Alimentación y nutrición

- Control de peso

- Hidratación

- Manejo del estrés

- Sueño

- Descanso

Prácticas para la disminución de factores de riesgo de la salud:

- Vacunación

- Detección oportuna de enfermedades

- Exámenes médicos

- Prevención de lesiones

- Evitar el tabaquismo

- Moderar el consumo de alcohol

Esperanza de vida

En los últimos cien años la esperanza de vida ha registrado un considerable aumento a escala mundial. En la época del Imperio Romano el promedio de vida era de 28 años; durante la Edad Media se vivía 33 años en promedio; ahora la gente llega a vivir arriba de 80 años. En países como Japón el hombre vive en promedio 78 años y la mujer 85, si bien hay un numeroso grupo de longevos que exceden los 100, y en América Latina el hombre vive un promedio de 74 años y la mujer llega a los 77, mientras que en Estados Unidos de América el hombre y la mujer viven en promedio 76 y 81 años, respectivamente. En México la esperanza de vida también se ha incrementado en forma notoria: en 1930 el promedio de vida era apenas de 33.9 años, aumentó a 60.9 para 1970, a 73.6 en el 2000 y 74.7 años en 2014. Es decir, logró un crecimiento del 120% entre 1930 y 2014.

La explicación a la mayor tasa de sobrevivencia está vinculada con aciertos en las políticas de salud pública, tales como desarrollo de vacunas y antibióticos, refrigeración de alimentos, mayor disponibilidad de agua potable, mejores cuidados a la madre gestante y a los niños, etc. Un siglo atrás las personas morían principalmente de diarreas, enfermedades infecciosas y respiratorias, las cuales han sido superadas en los países desarrollados.

En nuestra época, la primera causa de muertes tanto en Estados Unidos de América como en los países latinoamericanos son las llamadas enfermedades crónicas no transmisibles (ECNT). Una enfermedad crónica no transmisible es la consecuencia de la combinación del deterioro natural del organismo al envejecer más los efectos nocivos de estilos de vida no saludables. Las principales ECNT son enfermedades del corazón, accidentes cerebro-vasculares, diferentes tipos de cáncer, diabetes y enfermedades pulmonares crónicas; estos cinco grupos comparten causas comunes: sedentarismo, alimentación inadecuada, estrés crónico y tabaquismo.

Por lo general, las enfermedades crónicas no transmisibles son silenciosas y traicioneras, no presentan síntomas al inicio, en cambio cuando aparecen por lo general el padecimiento se encuentra en una fase avanzada. Se puede ser hipertenso, tener cáncer, niveles de colesterol elevados o diabetes, durante varios meses o incluso años sin tener síntomas, de ahí la importancia de realizarse exámenes médicos periódicos y efectuar visitas al médico con regularidad para detectar oportunamente cualquiera de estas enfermedades.

Se deduce entonces que los avances en la salud pública aumentan la vida del ser humano, mientras que los padecimientos típicos de las sociedades modernas la acortan. La alimentación inadecuada, el sedentarismo, el mal manejo del estrés, los hábitos incorrectos de sueño, las adicciones y la falta de una cultura preventiva de la salud afectan la vida del ser humano y, lo más grave, lo deterioran e incapacitan.

Con base en los datos oficiales del Instituto Nacional de Estadística, Geografía e Informática (INEGI), al comparar la población del 2014 y su proyección al 2050, se observan cambios dramáticos en la composición de la población, especialmente en el crecimiento esperado de adultos mayores a los 60 años. Estas cifras requieren el análisis de especialistas y acciones puntuales del gobierno y la sociedad. El propósito del libro es referirlas a un contexto individual, hacer consciente al lector acerca de la importancia de tomar el control y ser responsable de su salud, la de sus seres cercanos y aquellos sobre quienes tenga influencia.

- En la gráfica se observan diferentes fenómenos: la esperanza de vida continúa aumentando de 74.7 a 79.4 años, si bien a una tasa menor debido a factores como los elevados índices de sobrepeso y obesidad de la población, así como a los altos índices de ECNT, sobre todo la diabetes mellitus.

México: 2014-2050

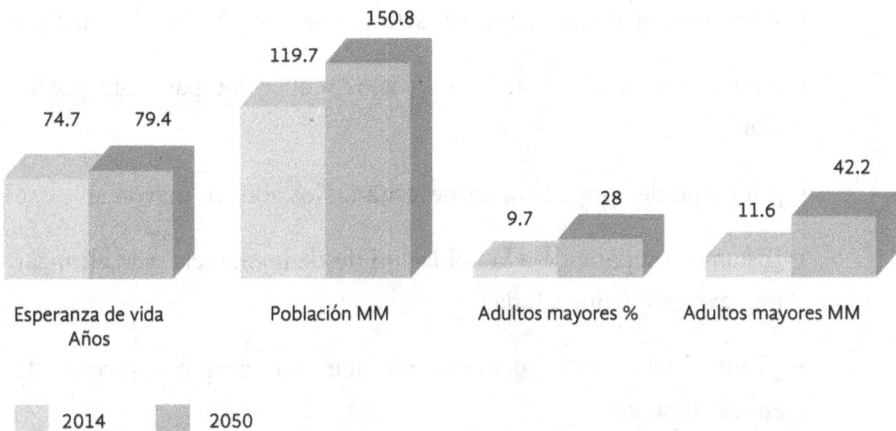

- En el año 2050 la población se habrá incrementado en 31.1 millones de habitantes, se incrementará en 31.1 millones de habitantes, pasará de 119.7 a 150.8 millones de habitantes.

- El porcentaje de adultos mayores de 60 años en relación con la población total casi se triplica, pues pasa de 9.7% a 28.0%.

- Como resultado, el número de adultos mayores para el año 2050 presentará un aumento impresionante de 30.6 millones, prácticamente equivalente al crecimiento de la población, esto en demérito de otras edades de la población.

Las consecuencias derivadas de la proyección de la población para dicho año llevan a formular muchas preguntas, algunas de las cuales son:

- ¿Cómo serán las condiciones generales de salud de los 30.6 MM de adultos mayores en el año 2050?

- ¿Cuál será su nivel de autonomía e independencia, o bien de discapacidad?

- ¿Cuántos de ellos acusarán alguna ECNT?

- ¿Qué infraestructura del sector salud se necesitará para su atención?

- ¿Cómo afrontará el Estado los costos requeridos para esta población?

- ¿Qué tipo de apoyo familiar necesitarán los adultos mayores?

- ¿Estamos preparando a la población desde la infancia para alcanzar un envejecimiento saludable?

- ¿Cómo debe cada persona afrontar su propio proceso de envejecimiento?

- ¿Se están realizando prácticas particulares orientadas a la prevención y el autocuidado de la salud?

PERCEPCIÓN DE LA SALUD

☑ ☐ ☐ ☐

① **Tiene metas y objetivos sobre su salud y bienestar:**

Sí ☐   Algunas pero no claras ☐   Ninguna ☐

② **Considera que su estilo de vida actual:**

Favorece su salud ☐   Afecta su salud ☐   No lo identifico ☐

③ **¿Qué porcentaje de las posibles acciones para mejorar su salud está realizando?**

Más de 70% ☐   De 40 a 70% ☐   Menos de 40% ☐

④ **¿Cómo considera que podría ser su estado de salud dentro de diez años?**

Bueno ☐   Regular ☐   Complicado ☐

⑤ **¿De acuerdo con su estilo de vida actual, cómo considera que será su proceso de envejecimiento?**

Exitoso ☐   Promedio ☐   Difícil ☐

⑥ **¿Cuántos años estima vivir?**

Menos de 60   ☐   Entre 60 y 70   ☐   Entre 70 y 80   ☐
Más de 80   ☐

⑦ **¿Está dispuesto(a) a tomar acciones efectivas en pro de su salud?**

Sí   ☐   Algunas   ☐   No en este momento   ☐

ACTIVIDAD FÍSICA Y EJERCICIO

Actividad física como estilo de vida

En sus orígenes, los humanos desarrollaban una continua e intensa actividad física para lograr su supervivencia: luchaban contra los elementos de la naturaleza, conseguían sus alimentos y se resguardaban, huían y se protegían de sus enemigos tanto del reino animal como de tribus antagónicas. Se calcula que tenían un gasto calórico de 6 500 kcal por día al hacer frente a las diferentes demandas. Con el progreso de la humanidad esa actividad física ha disminuido considerablemente. En la actualidad se estima que el gasto calórico promedio en hombres es de 2 500 kcal diarias y el de mujeres de 2 000 kcal, alrededor de una tercera parte de la del hombre primitivo.

Los avances tecnológicos, tales como los automóviles, los elevadores, los controles remotos, la computadora, los juegos electrónicos, entre otros, han propiciado el sedentarismo, reforzado por los mensajes en los medios de comunicación que proponen gozar una vida cómoda sin la necesidad de esfuerzos mayores. El resultado y las consecuencias de una sociedad con fuerte tendencia al sedentarismo son preocupantes: altos índices de sobrepeso y obesidad, incremento alarmante de enfermedades crónicas no transmisibles (ECNT) como diabetes mellitus, hipertensión, cardiovasculares y accidentes cerebro-vasculares, por citar algunas.

Definitivamente el cuerpo humano está diseñado para moverse y por lo tanto requiere realizar ejercicio de forma regular para mantenerse funcionando en forma adecuada y disminuir la posibilidad de enfermarse.

La actividad física en su sentido más amplio y el ejercicio estructurado son la mejor "medicina" para retardar el envejecimiento, conservar el cuerpo saludable, disminuir las probabilidades de enfermedades crónicas no transmisibles, reducir el estrés, la ansiedad y la depresión, mejorar el estado de ánimo, tener un peso corporal adecuado e inclusive prolongar los años de vida. Esta maravillosa "medicina" está al alcance de cualquier persona y es gratuita, si bien, hay que decirlo de forma clara, requiere esfuerzo y perseverancia. Adicionalmente, al realizar actividad física se estimula la producción de endorfinas, catalogadas como las hormonas de la felicidad por generar sentimientos de bienestar.

El sedentarismo se considera igual o más perjudicial para la salud que el mismo tabaquismo, pero es factible modificar su tendencia en forma gradual si se dedican entre 30 y 60 minutos diarios de actividad física para lograr los beneficios de una mejor salud, y mayor bienestar y calidad de vida.

La actividad física se define como todo movimiento corporal producido por los músculos que logra un gasto energético. El ejercicio físico es un tipo de actividad física referido al movimiento corporal programado, estructurado y repetitivo que se efectúa para mejorar o mantener uno o más de los componentes del estado de forma física.

La actividad física puede llevarse a cabo lavando el automóvil, barriendo la casa, bailando, caminando, subiendo escaleras o haciendo cualquier tipo de actividad que haga latir el corazón con mayor intensidad. La "falta de tiempo" mencionada con frecuencia como obstáculo para no ejercitarse debe ser superada, pues se trata de apoyar el mayor de los activos de una persona: su salud.

Tipos de ejercicio

Hay una gran variedad de ejercicios clasificados en tres grandes grupos: los de resistencia, también llamados cardiovasculares, favorecen los sistemas cardiovascular y respiratorio, los de fuerza ayudan a robustecer el sistema musculo-esquelético, y los de flexibilidad aumentan la amplitud de movimiento de las articulaciones. En ocasiones se incluyen otros dos grupos: los ejercicios del tronco central y los del equilibrio, si bien ambos pueden encontrarse entre los incluidos en los tres grandes grupos.

No hay un ejercicio "perfecto" en el que se muevan todos los músculos y articulaciones del organismo, por lo que un programa integral debe incluir los diferentes tipos de ejercicios. Podría suponerse que se requiere mucho tiempo para practicar todos ellos, sin embargo, algunos incluyen más de un tipo, y por otra parte no es necesario realizarlos diariamente sino alternarlos, como se comentará más adelante.

Ejercicios de resistencia o cardiovasculares

Se enfocan a mejorar la capacidad de resistir la fatiga y mantener una intensidad de ejercicio durante el mayor tiempo posible. El concepto *resistencia* se refiere generalmente a ejercicios continuos, con duración más o menos prolongada, como caminata, carrera, ciclismo, natación y ejercicios aeróbicos. El término *ejercicios cardiovasculares* se debe a su estrecha relación con la activación del corazón y el sistema circulatorio.

Los ejercicios de resistencia o cardiovasculares son de tipo aeróbico, esto quiere decir que se producen utilizando oxígeno libre. Pueden realizarse por periodos prolongados y mientras se mantiene una conversación, por otro lado, los ejercicios de tipo anaeróbico, es decir, que se producen sin la utilización de oxígeno libre, son necesariamente de corta duración para permitir al organismo recuperarse. En este tipo de ejercicios no es posible mantener una conversación.

Caminata. Es el ejercicio de mayor aceptación en el mundo por ser excelente para el organismo, sencillo de realizar, adaptable al cuerpo humano, seguro, de bajo impacto, no requiere instalaciones especiales y se aconseja prácticamente para cualquier persona.

Cuando la caminata es rápida se mejora la aptitud física y aumentan los beneficios para la salud. Es importante cuidar la postura, llevar la cabeza erguida y la columna derecha, mover los hombros libremente y con naturalidad, mantener la vista al frente y mirar con frecuencia al piso para evitar tropiezos.

Un par de zapatos cómodos, preferentemente tenis, y ropa sin ajustar, como pants, harán más agradable y segura la práctica.

Carrera. Es un excelente ejercicio y no tiene que ser extenuante para incrementar la condición cardiovascular y lograr beneficios en la salud. En la infancia todos corrimos, pero al dejar de hacerlo por un lapso grande conviene reiniciarlo cuando las condiciones de peso corporal y salud lo permiten, alternando caminata y carrera a trote ligero, y luego aumentar gradualmente el tiempo de trote.

La carrera es uno de los mejores ejercicios cardiovasculares, no obstante, es de alto impacto y deben cuidarse especialmente las rodillas, si se tiene exceso de peso se recomienda iniciar con un plan de caminata y luego adoptar el programa de carrera.

Natación. Es una actividad de bajo impacto ya que el agua sostiene el peso del cuerpo, y se ejercitan prácticamente todo los músculos; es muy recomendable para la mayoría de la población y en especial para quienes acusan dolores musculares o articulares.

El consumo calórico en la natación es menor en comparación con la carrera, por lo que no es la mejor alternativa cuando se desea reducir de peso.

Ciclismo. Sea bicicleta tradicional o estacionaria, es otra buena opción de ejercicio de resistencia, de bajo impacto y fortalece los músculos de las piernas prioritariamente.

El ciclismo ha adquirido gran popularidad, como lo demuestran las diferentes variantes existentes como: ciclismo de camino, de montaña, bicicleta fija vertical o bicicleta con respaldo, y también las utilizadas en las clases de *spinning*.

Clases de aeróbicos. Con el crecimiento de gimnasios externos y cerrados las clases de aeróbicos han aumentado su popularidad, sobre todo entre las mujeres. En las clases destaca el desarrollo de la coordinación y el equilibrio en las rutinas del ejercicio, y la música es un elemento primordial de motivación. Existe una gran variedad de clases de grupo en las cuales predominan los ejercicios de bajo y de alto impacto.

Cada tipo de ejercicio acarrea beneficios específicos, por lo cual es una buena estrategia combinar varios como sucede en el triatlón, que incluye la natación, el ciclismo y la carrera.

Beneficios a la salud. Los ejercicios de resistencia tienen efectos positivos a la salud:

- Mayor eficiencia del corazón, el cual se fortalece y bombea más sangre en cada latido.
- Disminuyen la presión arterial y el riesgo de arritmias.
- Los pulmones procesan mayor cantidad de aire con menor esfuerzo, y por lo tanto su eficiencia aumenta.
- Se incrementan el número y las dimensiones de los vasos sanguíneos que distribuyen sangre a los tejidos, que se saturan con el oxígeno productor de energía.
- Son factor importante en programas de reducción de peso.

Ejercicios de fuerza

En épocas pasadas, cuando se luchaba para subsistir, los individuos más fuertes tenían las mejores oportunidades; en la actualidad las condiciones han cambiado drásticamente, de forma que la importancia de una gran musculatura está relacionada sobre todo con aspectos de estética y salud.

Los ejercicios de fuerza son un componente esencial para el rendimiento de cualquier individuo, y su desarrollo nunca puede ser olvidado. La fuerza se define como la capacidad de los músculos para mover un peso determinado, es decir, una resistencia externa.

Desde el punto de vista estético, hasta hace pocos años se consideraba que el desarrollo de los músculos estaba restringido al sexo masculino debido a la producción de testosterona, hormona responsable del desarrollo muscular de los hombres, mientras que los estrógenos, hormonas predominantes en las mujeres, se encargan de redondear la silueta.

Algunas mujeres se muestren temerosas a ganar volumen muscular como los hombres y se abstienen de hacer ejercicios de fuerza, pero esto no es probable, pues por genética tienen aproximadamente 35% menos de masa muscular que los hombres. Por otra parte, varios estudios demuestran que las mujeres pueden incrementar su fuerza inicial en forma importante, sin aumentar su volumen muscular, debido a su baja producción de testosterona en sus cuerpos. Desde la perspectiva de salud, es interesante conocer los beneficios de un entrenamiento de fuerza adaptado al género, edad, peso, aptitud física y objetivos de cada persona.

Con el paso de los años el individuo disminuye su masa muscular, sobre todo si ha llevado una vida sedentaria, y después de los 30 años se pierde anualmente alrededor de 1% de masa muscular magra. La buena noticia es que al incluir en el programa de actividad física sesiones de fuerza es posible mantener y hasta aumentar la masa muscular hasta fortalecer el organismo.

En programas de control de peso y reducción de grasa corporal los ejercicios de fuerza son complementarios a los de resistencia, pues al aumentar el tejido muscular se acelera el metabolismo basal, lo cual se traduce en un mayor consumo de calorías por parte del organismo incluso estando en reposo, efecto conocido como "*afterburn*", que significa "quema de calorías después del ejercicio".

Una masa muscular óptima derivada del entrenamiento de fuerza aumenta la estabilidad de las articulaciones; al incrementarse la resistencia estructural de tendones y ligamentos también se obtiene el beneficio de reducir el riesgo de lesiones, pues un cuerpo fuerte estará mejor preparado para soportar impactos por golpes y caídas.

Los ejercicios de fuerza pueden realizarse de varias formas:

Propio cuerpo: venciendo la resistencia del cuerpo, haciendo ejercicios variados como lagartijas, flexiones, abdominales, fondos, etc. El yoga es un extraordinario ejercicio de fuerza y flexibilidad que además ofrece grandes beneficios a la salud mental.

Peso libre: con el uso de pesas se realizan diferentes rutinas para ejercitar los diferentes segmentos del cuerpo, cuidando hacer los movimientos pausados y controlados para evitar lesiones.

Peso integrado: consiste en ejercicios con aparatos específicos, como los que se encuentran en la mayoría de los gimnasios. Existe una gran variedad de aparatos dependiendo del grupo muscular que se desee trabajar.

Bandas o ligas: son cuerdas elásticas que ofrecen resistencia al tirar de ellas. Son portátiles, de bajo costo y sus distintos colores obedecen a su resistencia específica, las claras son de menor resistencia y las obscuras de mayor resistencia. Representan otra alternativa de entrenamiento de fuerza.

La fuerza se entrena en diferentes disciplinas:

Halterofilia: modalidad deportiva contra cargas máximas.

Culturismo: entrenamiento para maximizar la hipertrofia muscular.

Entrenamiento con cargas adicionales: ejercicios con resistencias para mejorar la condición física general o complementaria a otros deportes.

Fisioterapia: ejercicios con resistencias para la rehabilitación.

Beneficios a la salud: Los ejercicios de fuerza tienen efectos positivos a la salud.

- Mayor resistencia ósea: mujeres que siguieron un plan de entrenamiento de fuerza dos veces a la semana por un año mostraron una resistencia ósea significativamente mayor que redujo el riesgo de osteoporosis y fracturas óseas.

- Se disminuye o evita la pérdida progresiva de la masa y fuerza muscular conocida como "sarcopenia", la cual se acentúa al envejecer y provocando menor funcionalidad y deterioro de la calidad de vida.

- Aumentan el consumo calórico de la persona al incrementarse el tejido muscular, por lo que son un complemento a los ejercicios de resistencia en programas para disminuir de peso.

Los ejercicios de fuerza son de tipo anaeróbico, pues el corazón y los pulmones no son capaces de proveer el oxígeno necesario, por lo que se deben realizar pausas entre cada ejercicio, lo cual hace difícil mantener una conversación cuando se están ejecutando.

En varios deportes se combinan los ejercicios de tipo aeróbico con los de tipo anaeróbico, como en el tenis, el futbol soccer, el basquetbol, el futbol americano, etc. En todos ellos se pueden observar lapsos de baja intensidad en donde se puede mantener una conversación y lapsos de alta intensidad en que es imposible hablar.

Las siguientes fotografías muestran los efectos positivos de los ejercicios de fuerza, que disminuyen las probabilidades de padecer osteoporosis (en los huesos) y sarcopenia (en los músculos).

Osteopenia

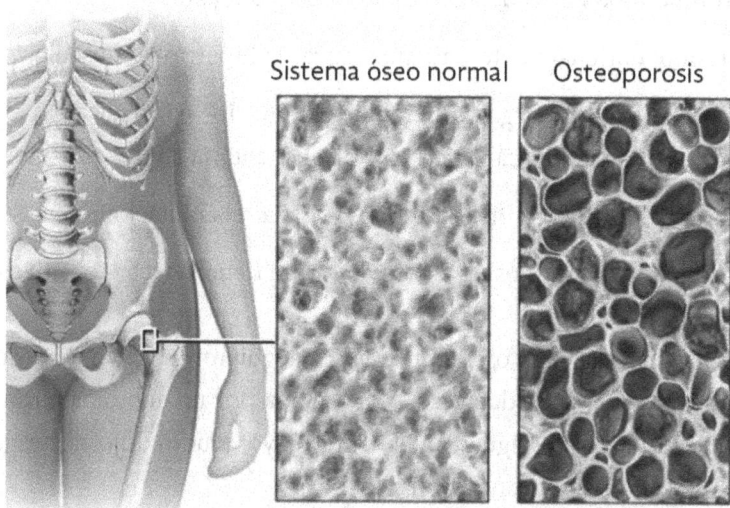

Sistema óseo normal   Osteoporosis

Sarcopenia

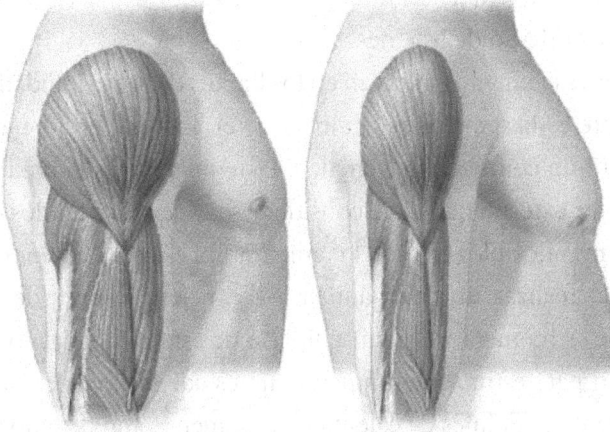

Ejercicios de flexibilidad

La flexibilidad se define como la capacidad de mover las articulaciones a todo lo largo del arco de movimiento, aumentando mediante el estiramiento regular de los músculos.

Los ejercicios de flexibilidad son un excelente complemento a los ejercicios de resistencia y fuerza en un programa integral de actividad física. Conforme se envejece se pierde flexibilidad, pero como en otros casos se puede recuperar y conservar hasta cierto punto si se hacen este tipo de ejercicios en forma regular.

El entrenamiento con ejercicios planificados y específicos aumenta de forma permanente y progresiva la amplitud de movimiento de una articulación o de un conjunto de articulaciones, durante una sesión diferente a los ejercicios de estiramiento que se llevan a cabo al concluir una rutina de entrenamiento.

Los ejercicios de estiramiento ayudan a proteger los músculos y las articulaciones causadas por una tensión excesiva. El estiramiento brusco debe evitarse ya que puede provocar una lesión por ir más allá de la amplitud normal de movimiento, tampoco deben realizarse los llamados rebotes, sino ejecutar pausas de 20 a 30 segundos en cada segmento corporal, así se reduce el trabajo de las fibras gamma, se normaliza el tono muscular y disminuye el riesgo de lesiones.

Diferentes elementos influyen en los límites de la flexibilidad. La mujer generalmente es bastante más flexible que el hombre, en lo cual también puede influir un componente genético. La temperatura del medio ambiente es un factor externo que debe considerarse, ya que los tejidos corporales se vuelven más flexibles cuando la temperatura es elevada, por ello resulta fundamental realizar un calentamiento a conciencia antes de iniciar los ejercicios de estiramiento. Un músculo frío no está bien irrigado, lubricado ni protegido para estirar intensamente; no es adecuado efectuar ejercicios de estiramiento para fines de calentamiento, menos aun cuando se realizan en forma brusca, pues aumentan el riesgo de lesiones.

Además del entrenamiento específico descrito, otras disciplinas como yoga, pilates, tai chi y natación mejoran la flexibilidad.

Beneficios a la salud por los ejercicios de flexibilidad:

- Mejoran la circulación e incrementan el flujo sanguíneo hacia los músculos.

- Ayudan a mejorar la postura para reducir el malestar y el dolor, en especial de la espalda baja.

- Relajan el cuerpo.

- Mejoran la coordinación, pues los movimientos se hacen más fáciles.

- El equilibrio mejora y disminuyen los riesgos de caídas.

- Favorecen otras actividades como la carrera y otros ejercicios.

Duración, frecuencia e intensidad

Duración y frecuencia

¿Cuánto ejercicio se requiere realizar? Es una pregunta común que se escucha a menudo; la respuesta es bastante amplia ya que intervienen factores diversos como la edad, los objetivos particulares y la aptitud física en el momento de iniciar el programa de ejercicios.

La recomendación de la Organización Mundial de la Salud (OMS) establece que todos los niños y jóvenes entre los 5 y los 17 años deberían realizar diariamente actividades físicas por 60 minutos en forma de juegos, deportes, desplazamientos, tareas recreativas, educación física o ejercicios programados, en los contextos de la familia, la escuela y las actividades comunitarias. El Instituto Nacional de Salud Pública de México agrega la recomendación de restringir la exposición máxima en el tiempo de pantalla a 14 horas semanales para ver televisión, películas, jugar videojuegos o trabajar en la computadora. Para los adultos de 18 años en adelante el criterio generalizado es tener actividad física de 60 minutos, 5 veces a la semana como mínimo. Los beneficios a la salud son desde luego mayores cuando se excede ese tiempo del ejercicio, siempre y cuando no se exagere.

Las recomendaciones anteriores están enfocadas desde la perspectiva del cuidado de la salud. Cuando los objetivos son distintos como participar en competencias, mejorar la condición aeróbica, construir masa muscular, fortalecer los huesos o cualquier otra meta, entonces se requiere un programa personalizado de ejercicio.

A cualquier edad, el primer criterio para decidir el tiempo, la frecuencia y la intensidad del ejercicio parte de la aptitud física de cada persona. Quien fue campeón de 5 000 metros en la escuela hace algunos años debe comprender que ese logro sucedió hace tiempo, y su aptitud física presente es la base para establecer su programa. En el caso de quien realiza ejercicio en forma regular, los lineamientos generales de frecuencia para los diferentes tipos de ejercicio son:

- Ejercicios de resistencia: 5 días por semana

- Ejercicios de fuerza: 2 a 3 días por semana

- Ejercicios de flexibilidad: 6 a 7 días por semana

- Descanso total: 1 a 2 días por semana, como parte integral del entrenamiento

Cuando se ha suspendido por un tiempo el ejercicio y se reinicia, debe cuidarse de ir poco a poco y aumentar en forma gradual. Muchas de las deserciones al retomar el ejercicio se deben a programas inadecuados que exageran las rutinas.

Intensidad

La intensidad se refiere al nivel de esfuerzo realizado en una actividad o ejercicio específico. Existen diversas formas de medirla, trátese de actividad física o bien de ejercicio, entre las cuales destacan:

La medición de la frecuencia cardiaca es la forma más sencilla de medir la intensidad, se hace manualmente tomándose el pulso, o bien contando los latidos en la arteria carótida durante un minuto. Es conveniente mencionar que no es un método preciso, en especial en el caso de los atletas, pues la frecuencia cardiaca disminuye rápido. En el mercado se dispone de una oferta amplia de monitores o pulsímetros que miden la frecuencia cardiaca en forma más exacta. Los precios varían de acuerdo con las mediciones que realicen y son una buena opción para el deportista.

La prueba de esfuerzo. Mide la frecuencia cardiaca máxima de una persona y se lleva a cabo en una caminadora o en una bicicleta especial llamada cicloergómetro; es necesaria la supervisión de un médico, por lo general cardiólogo, ya que la prueba es delicada, pues se fuerza al corazón a trabajar en la zona anaeróbica.

La llamada "prueba del habla". Es una alternativa simple que se basa en la percepción del individuo de la intensidad de su actividad física de acuerdo con la escala de Borg. Esta cuantifica en forma ascendente el esfuerzo realizado, siendo 0 el mínimo que equivale a un estado de descanso total y 8 la cifra más alta de un esfuerzo máximo.

Para establecer los niveles de intensidad del entrenamiento se parte de diversas fórmulas, la más utilizada establece un valor de 220 en hombres y 226 en mujeres; a estas cifras se les resta la edad del individuo para determinar su frecuencia cardiaca máxima y con esa base se determinan los diferentes rangos de intensidad del ejercicio.

Por ejemplo, la frecuencia cardiaca máxima de una mujer de 40 años sería de: 226 – 40 = 186; esta cifra se multiplica por los rangos de porcentaje aceptados para los diferentes niveles de intensidad, el rango entre 50 y 60% es de una actividad aeróbica ligera, recomendada al iniciar una rutina o bien para personas con una aptitud física baja. En el ejemplo siguiente se muestran los distintos niveles de intensidad aplicados a este ejemplo:

Rangos de niveles de Intensidad	Rangos de intensidad de mujer de 40 años
50%-60% actividad aeróbica ligera	93-112
60%-70% actividad aeróbica moderada	112-130
70%-80% actividad aeróbica vigorosa	130-149
80%-90% actividad anaeróbica	149-167
90%-100% actividad anaeróbica máxima	167-186

Otra forma de cuantificar la intensidad es la medición de METS (*Metabolic Equivalent of Task*) traducido como el "equivalente metabólico de una tarea determinada". En este método se mide el consumo de oxígeno de la actividad: 1 MET equivale a la cantidad de oxígeno que el cuerpo emplea al estar sentado. En una caminata los METS fluctúan entre 4 y 7 según la intensidad, en la carrera entre 7 y 13 METS. Algunos equipos cardiovasculares ofrecen la medición de METS.

Iniciando un programa de actividad física

Hay tres razones principales para realizar un programa de actividad física:

- Fortalecer y mejorar la salud, poniendo como prioridad el desarrollo de los sistemas cardiovascular, musculo-esquelético e inmunológico para mejorar la salud y prevenir diversas enfermedades.

- Mejorar el aspecto físico y controlar el peso, lo cual contribuyen a lograr beneficios adicionales como tener un corazón saludable y disminuir los riesgos de enfermedades no transmisibles como la diabetes.

- Participar en eventos y competencias, para lo cual se entrena con el propósito de mejorar el desempeño del ejercicio seleccionado.

Cualquiera que sea la razón por la que se realiza el programa de actividad física, es recomendable buscar asesoría profesional para mejorar la calidad del ejercicio, así como disminuir los riesgos de lesiones deportivas, generadas muchas veces por programas de entrenamiento inadecuados y en ocasiones por el sobreentrenamiento.

Las siguientes recomendaciones orientan y responden preguntas frecuentes sobre los principios básicos de entrenamiento adecuado para cualquier deportista, particularmente para quien inicia o retoma un programa de actividad física:

1. Los primeros días son decisivos, hay que ir siempre de menos a más para evitar excesos que desanimen por fatiga excesiva o por una lesión. La carga inicial de ejercicio depende de la aptitud física de cada persona, en ciertos casos 20 minutos de caminata cada tercer día es lo adecuado, y en otros quizás 10 minutos sea lo recomendable. En

caso de duda siempre es preferible disminuir el ritmo de entrenamiento.

2. En función del programa de cada persona, la sugerencia es incrementar en forma gradual la carga de trabajo en un máximo de 10 a 15% por semana, ya sea aumentando el tiempo, la frecuencia o la intensidad de la actividad, pero solamente una de estas tres variables; por ejemplo, un programa de bicicleta fija que se ha comenzado con 15 minutos en 3 días alternos, podrá aumentarse la segunda semana a 17 minutos, la tercera semana a 20 minutos, y posteriormente se podrá añadir un día de ejercicio.

3. Al inicio de las sesiones se debe efectuar de 5 a 10 minutos de calentamiento de los segmentos corporales que van a ejercitarse, y en caso de hacer estiramientos deben ser muy suaves, sin forzar las articulaciones y tendones que en ese momento se encuentran tensos y fríos. Después de la fase de la rutina se concluye con un periodo de enfriamiento de 5 a 10 minutos y después con ejercicios de estiramiento de alrededor de 10 minutos. Los ejercicios de calentamiento, enfriamiento y estiramiento protegen de lesiones.

4. Un programa de entrenamiento debe incluir metas realistas que propicien la motivación, adherencia y perseverancia al programa. Existen diversas teorías sobre el tiempo en que se adopta un nuevo hábito, una establece 21 días como el tiempo requerido. En el caso de la actividad física el éxito se logra cuando se conjuntan la buena planeación del programa, su correcta ejecución, y el compromiso y entusiasmo del participante.

5. Después de cierto tiempo de realizar una misma rutina por ejemplo, seis semanas, conviene modificarla pues el cuerpo se acostumbra al mismo tipo de ejercicio y el proceso se estanca.

6. En general los músculos requieren aproximadamente 48 horas para recuperarse y volverse a cargar de glucógeno, por ello se recomienda alternar días de sesiones fuertes o de mayor intensidad con sesiones suaves de menor impacto, lo cual permite un descanso adecuado del organismo. Cuando lo esfuerzos son mayores, como

correr un maratón, el organismo necesita desde luego más tiempo y un programa especial de recuperación.

7. Una parte integral en un programa de entrenamiento es considerar uno o dos días a la semana para descanso total. Si se escogen dos días, éstos no deben ser consecutivos.

8. Con el objeto de que el organismo reciba todos los beneficios de un programa integral, deben incluirse y combinarse los ejercicios de flexibilidad, resistencia y fuerza. Algunas disciplinas mezclan más de un tipo, por ejemplo, en la práctica de yoga se ejercitan la flexibilidad y la fuerza del propio cuerpo.

9. Se han comprobado los beneficios de realizar disciplinas alternas al ejercicio principal, lo que se conoce como entrenamiento cruzado, en inglés *crosstraining*. Por ejemplo, un corredor puede complementar su entrenamiento con sesiones de natación y ejercicios de fuerza, los primeros le permitirán una relajación muscular y los segundos el fortalecimiento de segmentos corporales distintos a los de la carrera tales como brazos, espalda, tronco central, etc. Esto le favorece para mejorar su desempeño en la carrera.

10. La experiencia señala que el principal factor de éxito para adoptar el hábito del ejercicio es la actitud positiva, pues propicia la motivación, el entusiasmo y la perseverancia en el programa.

Seguimiento y perseverancia

Cualquiera puede iniciar un programa de actividad física; sin embargo, muchos desertan y pocos perseveran. Estadísticamente, la deserción es de 50% en el primer año, de ahí la importancia de seguir estas recomendaciones.

- Metas realistas. Establecer metas alcanzables sobre todo al inicio. Entre 30 y 40 minutos de ejercicio de 3 a 4 veces por semana son suficientes para mejorar la salud; sin embargo, el programa debe ajustarse a la aptitud física actual de cada persona.

- Apoyo externo. Resulta muy valioso el apoyo de familiares o amigos pues favorece la adherencia al programa. También es motivante hacer ejercicio con un compañero o en algún grupo.

- Registro de lo realizado. Llevar una bitácora del ejercicio efectuado permite medir los avances, comparar lo hecho contra el programa, propiciar sentimientos de logro y motivación para alcanzar metas futuras.

- Cuidar la intensidad. Hay una relación directa entre la intensidad del ejercicio y la propensión a abandonarlo por una lesión. A menudo se piensa que esforzarse hasta el límite permite lograr un mejor desempeño, pero el ejercicio de alta intensidad es conveniente sólo si se ha alcanzado una buena condición.

- Reprogramar si es necesario. No hay que preocuparse si se cancela una sesión de entrenamiento, lo importante es evitar lapsos grandes sin hacer ejercicio pues rompen con el hábito.

- Disfrutar el ejercicio. Cuando se selecciona una actividad placentera aumenta el gusto por el ejercicio. Conviene escoger un horario adecuado, disfrutar la actividad y liberar las tensiones y el estrés.

- Variar rutinas. Es recomendable alternar días fuertes con días suaves para permitir la recuperación de los músculos.

- Vigilar la calidad. Es más importante cuidar la calidad del ejercicio que tener sesiones muy prolongadas. En los ejercicios de fuerza es mejor realizar más series o repeticiones de pesos menores, en lugar de pretender levantar pesos elevados con el riesgo de lastimarse.

- Progreso gradual. Modificar hábitos es un gran desafío que puede llevar meses e incluso años. El primer paso es tener conciencia de los beneficios de adoptar hábitos saludables. Hay que ir paso a paso sin pretender hacer demasiados cambios. Seguramente con el tiempo se mejorará la aptitud física.

- Asesoramiento profesional. Cada persona es diferente en su condición física, situación y objetivos personales, y requiere un programa personalizado, de ahí la conveniencia del apoyo de profesionales del ejercicio.

- Hábitos alimenticios. Un complemento primordial del ejercicio son los hábitos saludables de alimentación, los cuales potencian los beneficios en la salud.

- Muchas personas regresan al ejercicio con el objetivo de verse mejor. En pocas semanas se percatan de lo bien que se sienten, de ahí el comentario: "se ve mejor, se siente mejor, se está mejor"

Consumo calórico en distintas actividades

Cada actividad física ofrece características distintas de intensidad y un gasto calórico diferente. Además del tipo de actividad, el peso corporal del individuo es otro factor que incide en el gasto calórico: una persona de 90 kg que camina a 6 km/hora tiene un consumo 50% mayor de kcal que el de un individuo de 60 kg que camina a la misma velocidad.

La tabla siguiente ofrece una idea del gasto calórico de distintos ejercicios en diferentes tiempos:

Gasto calórico (kcal) /Ejercicio (minutos)

Ejercicio	10	20	30	40	50	60
Baile aerobio	159	319	478	638	797	957
Esquí	144	288	432	576	719	863
Ciclismo	78	156	233	311	389	467
Trote	146	292	438	583	729	875
Raqueta	158	315	473	630	788	945
Remo	142	284	426	568	710	852
Correr	185	369	554	739	924	1 108
Escaladora	165	331	496	661	826	992
Natación	165	331	496	661	826	992
Caminata	70	140	210	280	350	420

El ejercicio protector de enfermedades

Sin duda conviene aprovechar los avances tecnológicos que facilitan la vida y disfrutar la comodidad que brindan, mas no debemos olvidar que nuestro cuerpo está hecho para moverse y necesita tener actividad, "músculo que no se usa se atrofia". Igual que se destina tiempo a la alimentación, al sueño y al descanso, es imprescindible dedicarlo diariamente al ejercicio, de lo contrario se sufrirán los enormes perjuicios derivados del sedentarismo, en especial enfermedades crónicas no transmisibles tales como la diabetes, las isquemias cardiacas y los accidentes cerebro-vasculares, afecciones que en la actualidad son las principales causas de defunción en el mundo.

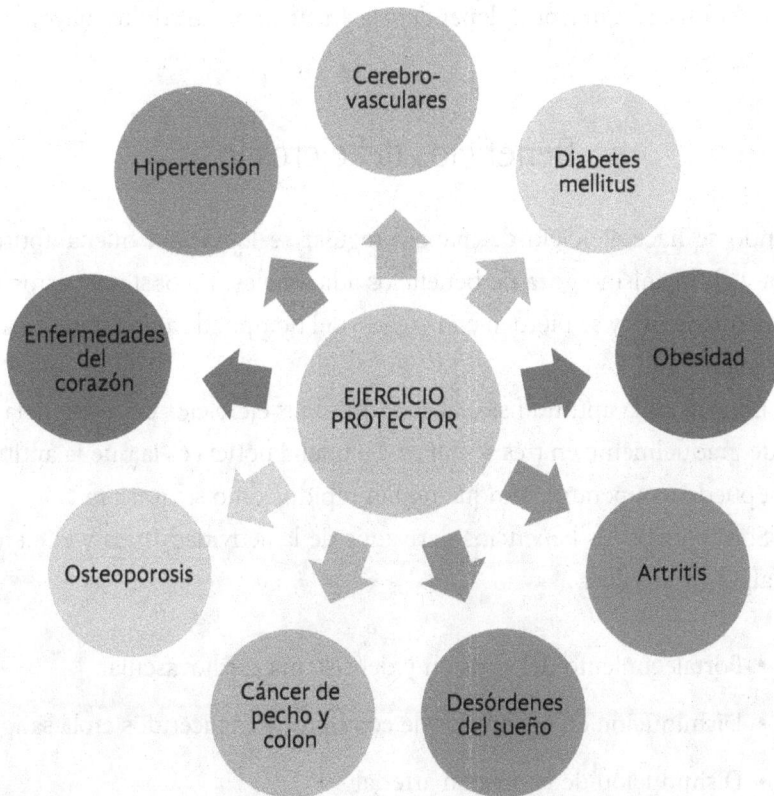

El ejercicio detona con frecuencia un efecto multiplicador de beneficios y genera un círculo virtuoso: quien hace ejercicio, tiende a alimentarse saludablemente, controla su estrés, duerme mejor, aumenta su autoestima, mantiene mejores relaciones externas y evita adicciones como tabaco, alcohol y drogas. En resumen, el ejercicio se convierte en un eficaz seguro para la salud y bienestar, tanto en el presente como en los años por venir.

La decisión que se toma por realizar o no actividad física se sintetiza en:

- Una persona sedentaria, con una "vida cómoda", tiene muy altas probabilidades de sufrir problemas de salud y padecer una pobre calidad de vida a medida que envejece.

- Una persona activa aumenta en forma considerable las probabilidades de gozar de buena salud física y mental en el presente y en el futuro, con mayor independencia en su etapa de adulto mayor.

Beneficios del ejercicio

Cuando se hace ejercicio de manera regular se logra una buena aptitud física y el organismo goza de beneficios adicionales; no obstante, éstos no son permanentes y se pierden con el paso del tiempo, de ahí la frase: "úselo o piérdalo".

En general la aptitud física al suspender los ejercicios de resistencia se pierde gradualmente en tres semanas. La buena noticia es la que la aptitud física puede recuperarse, aunque no tan rápido como se quisiera.

Son muchos los beneficios derivados de la actividad física y el ejercicio, algunos de ellos:

- Fortalecimiento del corazón y del sistema cardiovascular

- Disminución en los niveles de colesterol y triglicéridos en la sangre

- Disminución de la presión arterial

- Mayor resistencia a roturas de huesos, ligamentos y tendones
- Disminución del ritmo cardiaco en descanso y esfuerzo
- Menor probabilidad en desarrollar algunos tipos de cáncer
- Menor incidencia en cualquier enfermedad en general y de las crónicas no transmisibles
- Disminución del exceso de grasa corporal
- Incremento de la masa muscular
- Se moldea el cuerpo
- Aumento considerable de la fuerza
- Aumento en el nivel de energía
- Disminución del estrés
- Mejora del sueño
- Generación de endorfinas y sustancias que mejoran el estado de ánimo
- Ayudan a combatir la ansiedad y la depresión
- Aumentan la autoestima

Percepción de la actividad física

El presente cuestionario permite tener una valoración de la aptitud física.

Para fines de cuantificación del cuestionario, asigne un valor de 1 a las respuestas de la parte izquierda, 2 a las centrales, 3 a las del extremo derecho o renglón inferior y sume al final el total de puntos.

- Más de 25 indica una excelente aptitud física.
- Entre 20 y 25 puntos, se confirma estar por el camino de fortalecer su aptitud física.

- Entre 15 y 20 puntos, se sugiere hacer un esfuerzo mayor para mejorar su aptitud física.

- Menos de 15 puntos, establece la necesidad de hacer un plan a largo plazo para mejor su aptitud física.

PERCEPCIÓN DE LA SALUD

① **¿Se siente con la suficiente energía para disfrutar las actividades de esparcimiento que le gustan?**

Rara vez o nunca ☐   Algunas veces ☐
Siempre o casi siempre ☐

② **¿Tiene la energía necesaria para desempeñar sus labores diarias?**

Rara vez o nunca ☐   Algunas veces ☐
Siempre o casi siempre ☐

③ **¿Puede caminar por 20 minutos sin sentirse fatigado o sin que le falte el aire?**

Rara vez o nunca ☐   Algunas veces ☐
Siempre o casi siempre ☐

④ **¿Puede subir dos pisos por la escalera sin sentirse fatigado o sin que le falte el aire?**

Rara vez o nunca ☐   Algunas veces ☐
Siempre o casi siempre ☐

⑤ **¿Puede hacer un mínimo de 5 lagartijas sin tener que descansar?**

Rara vez o nunca ☐   Algunas veces ☐
Siempre o casi siempre ☐

⑥ **¿Tiene la flexibilidad necesaria para tocarse los dedos de los pies con las piernas rectas?**

Rara vez o nunca ☐   Algunas veces ☐
Siempre o casi siempre ☐

⑦ **¿Puede mantener una conversación cuando camina rápidamente?**

Rara vez o nunca ☐   Algunas veces ☐
Siempre o casi siempre ☐

⑧ **¿Cuántas veces a la semana hace una actividad de mayor intensidad durante un mínimo de 30 minutos como caminar rápido, lavar el automóvil, barrer o alguna similar?**

1 a 2 días ☐   3 a 4 días ☐   5 a 7 días ☐

⑨ **¿Cuántas veces a la semana realiza alguna actividad más vigorosa como trotar, jugar tenis o asistir a una clase de aeróbicos?**

Ninguna ☐   1 a 3 días ☐   4 a 7 días ☐

⑩ **¿Cuántos minutos camina diariamente incluyendo cualquier actividad como ir de compras, subir y bajar escaleras o caminar al trabajo?**

Menos de 30 min. ☐   30 a 60 min. ☐   Más de 60 min ☐

¿Está dispuesto (a) a comprometerse a realizar actividades físicas en forma constante y permanente para mejorar su salud, bienestar y calidad de vida?

Si ☐   Los analizaré ☐   No por el momento ☐

ALIMENTACIÓN Y NUTRICIÓN

Alimentación y nutrición

La alimentación puede definirse como el proceso mediante el cual los seres vivos consumen diferentes tipos de comida con el objetivo de recibir los nutrientes necesarios para sobrevivir. Estos nutrientes son los que luego se transforman en energía y proveen al organismo de lo que requiere para vivir. La alimentación es, por tanto, uno de los procesos esenciales de los seres vivos, ya que está directamente relacionado con la vida.

A diferencia de los animales, que se alimentan como un simple requerimiento fisiológico de supervivencia, para el ser humano es un medio para satisfacer diferentes necesidades: sociales, emocionales y culturales, también es una ocasión de placer, comunicación, y frecuentemente un elemento para la convivencia en celebraciones especiales tanto festivas como luctuosas. Con este propósito, la humanidad ha desarrollado prácticas, espacios y tipos de alimentación muy diversos para satisfacer sus necesidades individuales. La alimentación casi siempre es un acto voluntario, y por lo general se lleva a cabo ante la necesidad fisiológica o biológica de incorporar nuevos nutrientes y energía para funcionar correctamente.

Hay quienes consideran la alimentación como un sinónimo de nutrición; pero es importante aclarar que aunque están relacionadas no son lo mismo. La nutrición obedece al conjunto de procesos por los cuales el organismo realiza las funciones de absorción, asimilación, digestión y transformación de los alimentos ingeridos para obtener los nutrimentos requeridos por el cuerpo.

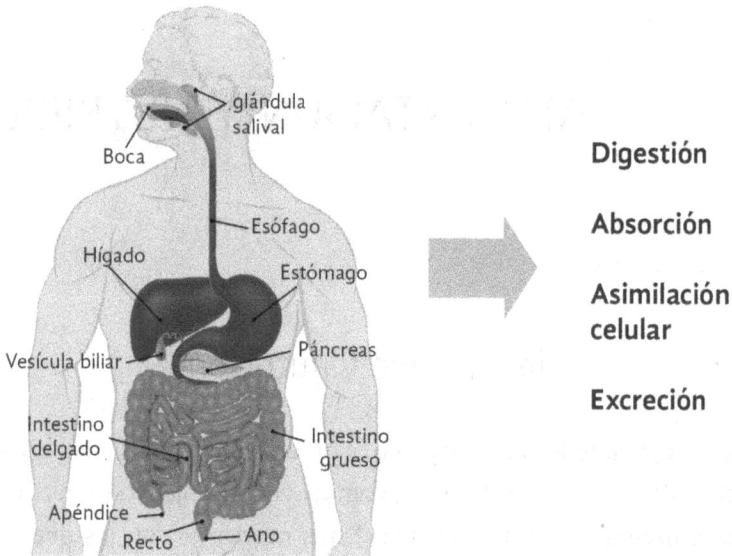

Ya que la nutrición es la ingesta de alimentos en relación con las necesidades dietéticas del organismo, una correcta nutrición consistente en una dieta suficiente y equilibrada, combinada con el ejercicio físico regular es un elemento fundamental para lograr buena salud. En cambio, la nutrición inadecuada puede reducir la inmunidad, aumentar la vulnerabilidad a las enfermedades, alterar el desarrollo físico y mental, y mermar la productividad, según la OMS.

Grupos de alimentos, "El plato del bien comer"

Existe una gran variedad de criterios para clasificar a los alimentos según los objetivos deseados. Sin embargo, en cualquier clasificación los alimentos de un mismo grupo son equivalentes en su aporte de nutrimentos, y por lo tanto intercambiables.

Los países desarrollan guías alimentarias para orientar a la población hacia una adecuada alimentación, en ocasiones las respaldan con representaciones visuales a fin de facilitar su comprensión. México cuenta con "El plato del bien comer", Estados Unidos de América con "La pirámide alimenticia", Canadá con "El arco iris", la India con "El templo" y Guatemala con "La olla de agua", por citar algunos ejemplos.

En "El plato del bien comer" se observan cinco tipos de alimentos clasificados en tres grupos: frutas y verduras, cereales y tubérculos, y leguminosas y alimentos de origen animal.

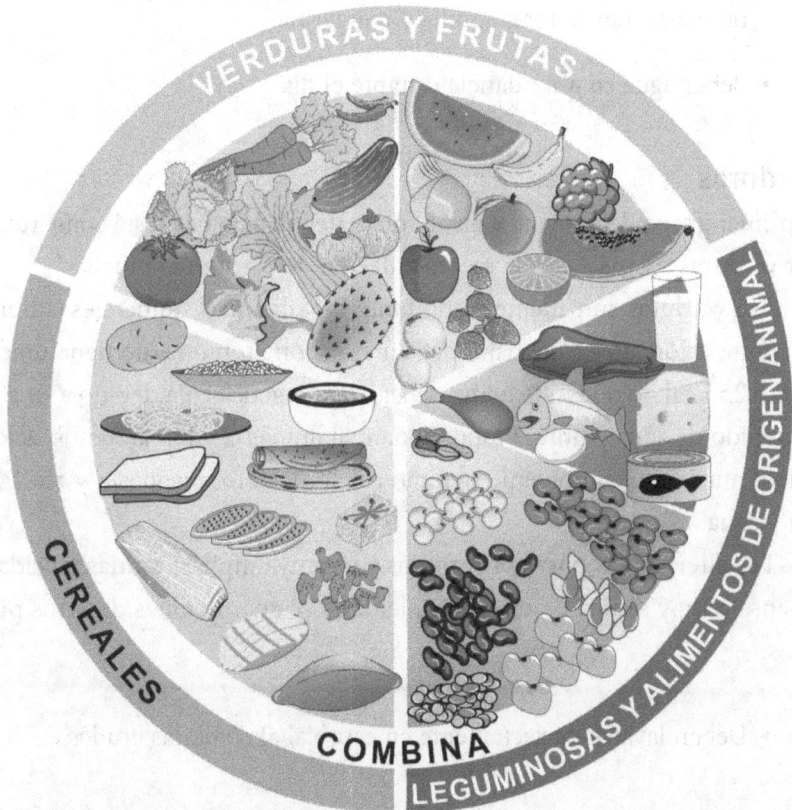

Ninguno de los grupos tiene mayor o menor importancia, pues en su conjunto se complementan para proporcionar una dieta saludable, si bien las cantidades recomendadas de cada grupo varían:

- Muchas verduras y frutas, crudas y con cáscara de ser posible.

- Suficientes cereales, preferentemente integrales, como pastas, arroz, pan, tortilla y avena, combinados con leguminosas, fríjoles, lentejas, habas o garbanzos.

- Pocos alimentos de origen animal, preferir el pescado o el pollo sin piel a las carnes de cerdo, borrego o res; preferir leche descremada a la leche entera y quesos blancos como panela y oaxaca a los quesos maduros como manchego y gouda.

- Consumir la menor cantidad posible de azúcar, sal y grasas en particular manteca, mantequilla y margarina.

- Beber agua en abundancia durante el día.

Verduras

El primer grupo de alimentos en "El plato del bien comer" está constituido por verduras y frutas, con la recomendación de consumir "muchas".

Las verduras son fuente importante de vitaminas, minerales y fibra, su aporte calórico es muy bajo, pues una ración en promedio tiene únicamente 25 kcal, lo que indica una densidad energética baja debido a su alto contenido de agua y fibra. Proporcionan vitaminas C y K, carotenos, ácido fólico; nutrimentos inorgánicos como calcio, fósforo, magnesio y zinc; fibra y agua.

Las alternativas para consumirlas son muy amplias: crudas, cocidas, en ensaladas y sopas, o como complemento y guarniciones de otros platillos.

- Deben lavarse perfectamente en especial al comerlas crudas.

- Una ensalada que combine varias verduras es una excelente opción para iniciar una comida. Debe cuidarse el consumo de algunos aderezos de alta densidad energética.

- Consumir verduras de diferentes colores para aprovechar los distintos nutrimentos de cada una.

- Al adquirir las verduras de la temporada se obtiene mejor calidad y menor precio.

Frutas

Nuestro país es privilegiado por la gran variedad de frutas que se tienen en las diferentes épocas. Por ser alimentos perecederos, las frutas deben comerse poco después de su maduración.

El aporte calórico de las frutas es de 60 kcal en promedio, más del doble que el de las verduras. Proporcionan vitaminas A, C, ácido fólico y carotenos; nutrimentos inorgánicos como hierro, calcio, magnesio y potasio; fibra soluble e insoluble, fructuosa y agua.

- Deben lavarse y de ser posible ingerirse con cáscara, de donde se obtienen muchos nutrientes.

- Es preferible consumir directamente la fruta en vez de jugos, los cuales aportan poca fibra y mayor cantidad de azúcar en forma de fructuosa.

- Iniciar el día consumiendo fruta es una excelente opción, también comerlas como postre.

- Al comer frutas de los diferentes colores se aprovechan los distintos nutrientes.

- Adquirir frutas de la temporada asegura su óptima calidad y un menor precio.

- Es preferible consumirlas inmediatamente después de haberlas cortado o pelado.

- Es muy importante promover el consumo diario de verduras y frutas en la población, especialmente en los niños.

Cereales y tubérculos

En este grupo se incluyen los cereales: maíz, trigo, arroz, avena, amaranto y cebada, así como los tubérculos: papa, yuca y camote.

Para consumir los cereales se trituran los granos en un molino, así se obtiene la harina ya sea integral o refinada, que en ambos casos es la base para preparar una gran variedad de productos.

El Sistema Mexicano de Alimentos Equivalentes divide los cereales según tengan o no grasa. Los primeros aportan en promedio 115 kcal, algunos ejemplos son donas, frituras de maíz, galletas cremosas, papas fritas, pay de limón, etcétera. Los segundos tienen un aporte calórico promedio de 70 kcal, entre ellos se encuentran arroz, pan blanco, camote, tortilla, espagueti, etcétera.

- Preferir los cereales integrales por su contenido de fibra.

- Cuidar el tipo y la cantidad de grasa en las preparaciones.

- Limitar el consumo de cereales ricos en azúcares.

- Vigilar el tamaño de las porciones.

Leguminosas

Constituyen una de las familias más numerosas del reino vegetal, entre ellas están fríjol, lenteja, haba, garbanzo, chícharo, ejote y soya. Aportan fibra, vitaminas como ácido fólico y niacina, y nutrimentos inorgánicos como calcio, fósforo, hierro, magnesio y potasio. En promedio su densidad energética es de 115 kcal.

Las leguminosas son alimentos que proporcionan al cuerpo las proteínas necesarias para formar o reponer diferentes tejidos como músculos, piel, huesos, sangre y cabello, permiten su crecimiento y un desarrollo adecuado.

Cuando se combinan leguminosas y los cereales como se sugiere en "El plato del bien comer", se obtienen proteínas vegetales de alto valor biológico necesarias para formar o reponer tejidos como músculos, piel, y huesos. El consumo combinado de tortilla y frijoles ha sido factor importante en la dieta de un sector de la población debido a su aporte de proteína vegetal.

- Cuidar el tamaño de las porciones por su elevado contenido energético.

- Vigilar su preparación, especialmente al combinarlas con grasas saturadas.

- Antes de cocinar las leguminosas, lavarlas varias veces hasta que el agua esté clara.

- Tallar los tubérculos con escobeta y jabón.

Alimentos de origen animal

Pertenecen a este grupo productos muy variados: lácteos, huevo, pollo, carnes de distintos tipos, embutidos, pescados, y mariscos. Todos proporcionan proteínas animales que son cadenas de aminoácidos necesarias para formar o reponer diferentes tejidos como músculos, piel, sangre, pelo y huesos, además de que permiten un crecimiento y desarrollo adecuados.

También aportan lípidos o grasas en menor o mayor proporción, colesterol, vitaminas A, B12, B, calcio, hierro, sodio y selenio. El contenido calórico promedio varía en forma sensible: desde 40 kcal los de muy bajo aporte de grasa hasta 100 kcal los de alto aporte. El de los lácteos va de 90 kcal hasta 200 kcal, en el primer caso corresponde a la leche descremada y en el segundo a leche con azúcar, por ello es una buena costumbre revisar la información nutrimental.

- Los productos de origen animal forman parte de una dieta saludable.

- Se recomienda consumir pocos y cuidar el tamaño de las porciones.

- Limitar los alimentos con grasa saturada y espaciar su consumo.

- Preferir los quesos blancos con bajo contenido calórico a los amarillos de mayor contenido calórico.

- Leer y comparar las etiquetas nutrimentales de los diferentes productos.

Integración de una dieta adecuada

El término *dieta* se refiere al conjunto de alimentos que se consumen diariamente. Cuando se desea señalar características específicas de una dieta se agrega un adjetivo para identificarla, por ejemplo: dieta vegetariana, dieta hipocalórica para perder peso, dieta baja en sodio, etcétera.

Una dieta correcta cumple los siguientes seis lineamientos:

- Completa. En cada una de las tres comidas (desayuno, comida y cena) se inculyen nutrimentos de los tres grupos establecidos en "El plato del bien comer": verduras y frutas, cereales y tubérculos, y alimentos de origen animal.

- Equilibrada. La proporción de nutrimentos es adecuada, en los tres grupos de alimentos hay una recomendación cuantitativa que debe cumplirse, muchas verduras y frutas, suficientes cereales y tubérculos, y pocos alimentos de origen animal.

- Variada. Los alimentos de los diferentes grupos son intercambiables, lo cual es recomendable para aprovechar sus nutrimentos.

- Inocua. Sin riesgos a la salud, implica vigilar la higiene en todo el recorrido de los alimentos: producción, tránsito hacia los lugares de venta, almacenamiento, preparación, consumo y almacenaje para su conservación.

- Suficiente. La cantidad de alimento varía en forma significativa de acuerdo con cada persona: su edad, género, tipo de actividad, condiciones de salud, etcétera.

- Adecuada al gusto, cultura, economía del individuo. Hay libertad de adecuar la alimentación a las costumbres de los diferentes países e incluso regiones, así como a las posibilidades económicas particulares.

Alimentos por su composición química y aporte energético

En el pasado, la clasificación más común de los alimentos se hacía en función de su composición química y aporte energético, con dos grandes grupos principales:

Macro nutrimentos: hidratos de carbono o carbohidratos, proteínas y lípidos o grasas.

Micro nutrimentos: vitaminas y nutrimentos inorgánicos o minerales.

Hidratos de carbono o carbohidratos

Son nutrimentos formados por carbono, hidrógeno y oxígeno. Constituyen la principal fuente de energía requerida por el organismo para realizar sus funciones, y proporcionan cuatro calorías por gramo.

El principal carbohidrato utilizado por el organismo es la glucosa. La mayor parte de los hidratos de carbono se transforman en ella para que pueda utilizarse en forma inmediata; otra porción se almacena en forma de glucógeno muscular y hepático como fuente de la reserva energética.

Para lograr un equilibrio adecuado en la dieta, los hidratos de carbono deben aportar entre 55 y 65% del consumo calórico total. Los hidratos de carbono pueden ser simples o compuestos: los primeros tienen una digestión pronta y fácil y por lo tanto son rápidamente asimilados por el organismo, como los dulces, mieles y refrescos. Estos alimentos provocan incrementos bruscos en los niveles de azúcar en la sangre y su consumo debe ser limitado.

Los hidratos de carbono complejos son generalmente polisacáridos que llevan fibra en su composición, requieren un proceso de metabolización más lento, los niveles de glucemia no cambian de forma brusca y son los recomendables. Abundan en las verduras y frutas, cereales, tubérculos y leguminosas.

Proteínas

Son nutrimentos constituidos por cadenas de aminoácidos; hay 21 tipos requeridos por el ser humano, 8 son esenciales para los adultos y 2 más para los niños. El requerimiento de proteínas es proporcional al peso del individuo y disminuye con los años, así, para un recién nacido es de 2.2 g/kg, alguien de 8 años necesita 1.2 g/kg, mientras el adulto debe consumir 0.8 g/kg. También proporcionan 4 kcal por gramo, pero a diferencia de los hidratos de carbono su aporte de energía no es inmediato; tienen una función estructural en la construcción y regeneración de los tejidos corporales.

Del total de calorías de la dieta, las proteínas deben aportar entre 10 y 15%. Existen proteínas vegetales y animales; las primeras se obtienen al combinar cereales y leguminosas, como arroz con lenteja o frijol con tortilla, las de origen animal se encuentran en carne, pescado, pollo y lácteos. En general, las proteínas animales tienen un mayor valor biológico que las de origen vegetal.

Grasas o lípidos

Son nutrimentos en cuya composición química intervienen hidrógeno, carbono y oxígeno, si bien en ciertos casos hay presencia de otros elementos como fósforo y azufre.

Su densidad energética es la mayor, pues aportan 9 kcal/g, más del doble que los hidratos de carbono y las proteínas. Las grasas tienen funciones de suma importancia en el organismo, pues son la principal fuente de energía y de reserva energética, forman parte de la estructura celular, son fundamentales en las membranas celulares, protegen y dan consistencia a algunos órganos, regulan hormonas como las sexuales y las suprarrenales, absorben y movilizan por el torrente sanguíneo a las vitaminas solubles sólo en grasas (A, D, E y K), y dotan de sabor y palatabilidad a los alimentos para hacerlos más sabrosos y apetecibles.

Las grasas pueden ser de origen vegetal o animal, y se clasifican en cuatro grupos de acuerdo con su composición química:

Grasas mono-insaturadas. Ayudan a reducir los niveles de colesterol en la sangre, son de origen vegetal y se encuentran en alimentos como aguacate, aceite de oliva, aceite de canola y en las oleaginosas, como cacahuates, almendras, nueces y pistaches. Como con cualquier grasa, debe vigilarse su consumo por su elevada densidad energética.

Grasas poli-insaturadas. Se consideran benéficas ya que ayudan a reducir la concentración de colesterol, además de aportar ácidos grasos omega-3 y omega 6, los cuales reducen el riesgo de un ataque cardiaco y son precursores de hormonas. Algunos ejemplos son pescados de agua fría como el salmón, aceites de cártamo, linaza y soja, germen de trigo y semillas de girasol.

Grasas saturadas. Son de origen animal, se recomienda vigilar su consumo ya que aumentan la concentración de colesterol de baja densidad LDL en la sangre. Se encuentran en la carne de res y cerdo, embutidos, piel del pollo, mantequilla y quesos amarillos.

Grasas trans. Son grasas hidrogenadas, su producción obedece al propósito de aumentar el tiempo de conservación de los alimentos. Se relacionan con obesidad, riesgo de infartos al miocardio, incidencia en diabetes mellitus, entre otros, y debe limitarse su consumo, como propone la OMS, a un máximo de 1% del total de la energía total. Son empleadas en la fabricación de productos como margarina, papas fritas industriales y galletas de diversos tipos.

Por lo general, los alimentos contienen por lo menos dos de los tres nutrimentos, hidratos de carbono, proteínas y grasas, como se observa en los siguientes ejemplos:

Alimento	% hidratos de carbono	% proteínas	% grasas
Cebolla	89	10	1
Nopal cocido	70	28	2
Manzana	97	2	1
Plátano	94	5	1
Avena cocida	74	21	5
Tortilla de maíz	88	9	3
Filete de res	0	90	10
Huevo fresco	3	54	43
Queso Chihuahua	10	38	52

Fibra

Por su importancia se trata por separado. Son estructuras de hidratos de carbono no digeribles (polisacáridos) de origen vegetal que nuestro organismo es incapaz de digerir, y por lo tanto no proporcionan calorías.

Es un componente fundamental en la alimentación saludable, entre cuyos beneficios sobresalen que:

- Ayuda a que el sistema digestivo trabaje de manera regular y eficiente.

- Propicia el mantenimiento de un peso corporal adecuado.

- Mejora el bienestar general del organismo.

- Favorece la salud del corazón.

- Promueve un mayor control de los niveles de azúcar en la sangre.

- Ayuda a disminuir el riesgo de cáncer en el tracto digestivo inferior.

Tipos de fibra

Fibra soluble. Es viscosa y forma geles en presencia de agua. La fibra soluble disminuye los niveles de colesterol en la sangre y regula la glucemia. Se encuentra en frutas, verduras, hojuelas de avena, amaranto y leguminosas. La pectina, gomas y mucílagos son ejemplos de ellas.

Fibra insoluble. Incluye lignina, celulosa y hemicelulosa. Incrementa sustancialmente el bolo intestinal lo cual evita la constipación y el estreñimiento. Se encuentra en la cáscara de frutas y verduras como brócoli, espárragos, col de Bruselas, así como en la cascarilla (salvado) de los cereales integrales (avena, trigo y arroz).

El consumo diario recomendado de fibra en los adultos es de 20 a 25 g al día para mujeres, y de 25 a 30 g para hombres. Esto se obtiene consumiendo frutas, verduras, leguminosas y cereales integrales sin caer en excesos, ya que la fibra insoluble puede interferir con la absorción de calcio y zinc. Al incrementar el consumo de fibra debe también aumentarse la ingestión de agua para evitar el endurecimiento de las heces fecales.

Vitaminas

Son nutrimientos que no proporcionan energía pero son esenciales para las reacciones metabólicas del organismo, como la asimilación de otros nutrientes y la regulación del sistema nervioso. Se encuentran en frutas, verduras y alimentos de origen animal. Una alimentación variada y equilibrada pocas veces requerirá complementos vitamínicos.

Las vitaminas son afectadas por la temperatura y la manera de cocinarse. Al vapor es la mejor forma de conservar sus propiedades.

Las vitaminas B en sus diferentes tipos y la vitamina C son hidrosolubles (solubles en agua), mientras que las vitaminas A, D, E y K son liposolubles (solubles sólo en grasas).

Nutrimentos Inorgánicos

Se conocen también como minerales; se necesitan en pequeñas cantidades, sin embargo, son indispensables para el funcionamiento del organismo. Los nutrimentos inorgánicos tampoco proporcionan energía, y a diferencia de algunas vitaminas soportan altas temperaturas sin dañarse y se encuentran en una gama amplia de alimentos.

Nombre y símbolos de los nutrimientos inorgánicos más comunes:

Calcio (Ca), cinc (Zn), cloro (Cl), cobre (Cu), cromo (Cr), flúor (F), fósforo (P), hierro (Fe), magnesio (Mg), manganeso (Mn), molibdeno (Mo), oxígeno (O), potasio (K), selenio (Se), silicio (Si), sodio (Na), vanadio (Va) y yodo (I).

Antioxidantes

El oxígeno es un elemento esencial para la vida, sin embargo también participa en algunas reacciones tóxicas para el organismo, daña y deteriora los tejidos corporales por la acción de los llamados radicales libres, los cuales son factor del envejecimiento.

El proceso de oxidación se presenta de manera natural; para neutralizar el efecto de los radicales libres se cuenta con los antioxidantes, compuestos que mejoran la función inmune, disminuyen el riesgo de infecciones y de algunos tipos de cáncer. El fenómeno de la oxidación se observa al pelar una manzana y dejarla a la intemperie: se oscurece y cambia su apariencia, en cambio, al sumergirla en jugo de limón o naranja permanece blanca por la acción antioxidante de la vitamina C de estas frutas.

Existen diferentes tipos de antioxidantes en los alimentos:

- Beta-caroteno, común en verduras y frutas como zanahoria, calabaza, betabel, brócoli, lechuga, espinaca, melón, durazno, mango y papaya.

- Vitamina C, conocida también como ácido ascórbico, mejora la cicatrización, fortalece el sistema inmunológico, previene el resfriado y reduce los problemas alérgicos. Se encuentra en cítricos como naranja y limón, también en kiwi, guayaba, jitomate y pimiento verde.

- Vitamina E, una de sus funciones es mantener íntegra la membrana celular y retardar el envejecimiento celular. La contienen las oleaginosas como almendra, nueces y pistaches, así como verduras de hoja verde, yema de huevo, hígado y mantequilla.

- El selenio actúa junto con la vitamina E como antioxidante, y se encuentra en carne, pescado, cereales integrales y productos lácteos.

Aporte calórico de los grupos de alimentos

Alimento	Aporte calórico kcal/g	Aporte calórico kcal/g	Alimento
Hidratos de carbono	4	Agua	0
Proteínas	4	Fibra	0
Grasas	9	Vitaminas	0
Alcohol	7	Minerales inorgánicos	0

Tamaño de raciones

El tamaño de las porciones de alimentos ha ido en aumento sobre todo en lugares como restaurantes, sitios de comida rápida y cines. En contraste, la actividad física ha disminuido, lo cual resulta en un desequilibrio en el balance calórico, causa principal de trastornos por el sobrepeso y la obesidad.

Controlar el tamaño de las porciones y consumir la cantidad apropiada de alimento en función de los requerimientos individuales de cada persona, es prioritario para la salud. La costumbre de "dejar el plato limpio" aun sin tener hambre, lleva a comer en exceso. Desde luego, debe evitarse el desperdicio, así que es recomendable servir porciones menores y repetir en ciertos casos, o bien solicitar en el restaurante la entrega de la parte sobrante de la orden y llevarla a casa.

Hay una tendencia a subestimar el tamaño de las porciones, de ahí la importancia de conocer los tamaños de referencia como, se aprecia en la siguiente figura.

¿Cómo saber qué es una porción?

Una porción es una cantidad específica de un alimento y cada persona puede comer uno o más porciones de acuerdo con sus necesidades individuales.
Para identificar más fácilmente el tamaño de las porciones para cada alimento puede ser útil utilizar objetos de la vida cotidiana como referencia.

Ejemplos de porciones

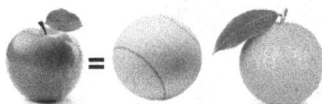

Fruta entera = 1 pelota de tennis
(1 equivalente de fruta)

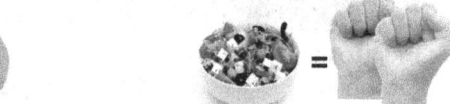

Fruta picada = 1 puño
(1 equivalente de fruta)

Ensalada = 2 puños
(1 equivalente de verdura)

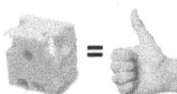

Queso = 1 pulgar
(1 equivalente de alimentos de orien animal)

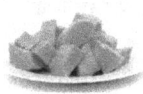

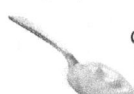

Crema = 2 dados
(1 equivalente de grasa)

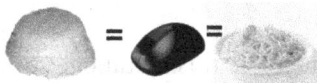

Arroz o pasta cocida = 1 *mouse* de computadora
(1 equivalente de cereal)

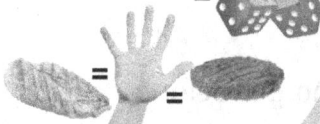

Carne, pollo o pescado
1 palma de mano
(3 equivalentes de origen animal)

*La cantidad de porciones que una persona necesita varía dependiendo de su edad, sexo, actividad física, condición fisiológica. Consulta a tu nutriólogo para conocer el número de porciones que tú y tu familia deben consumir diariamente.

Escala de hambre y saciedad

El hambre y la saciedad son parte de un proceso. No se siente hambre o saciedad de repente, sino que se trata de sensaciones graduales.

Saber reconocer la diferencia entre hambre y apetito ayudará a comer en cantidad suficiente, pero no en exceso. El hambre es una necesidad fisiológica del organismo en la que el hipotálamo, localizado en el cerebro, envía la señal de la necesidad de alimento; en cambio, el apetito es el deseo de comer por placer, puede ser derivado de percibir ciertos olores, sabores, o deberse a antojos que estimulan la mente. Comer por apetito, aún estando satisfecho, propicia el exceso.

La siguiente gráfica del hambre y la saciedad muestra los diferentes niveles en una escala del 0 al 10. En el extremo del hambre se encuentra la hambruna, es decir, donde se registran mareos, falta de energía e incluso desmayos. En el polo opuesto, en el número 10, se encuentra una sensación de enfermedad ocasionada por la ingesta excesiva de alimentos, la cual puede manifestarse con nauseas, diarrea, retortijones, vómito y un malestar general.

El espectro del hambre y la saciedad

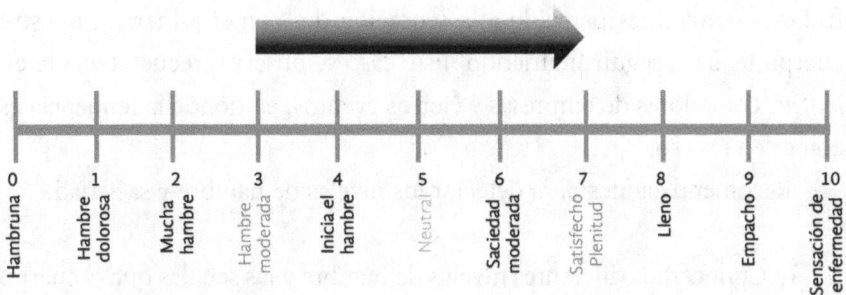

0	1	2	3	4	5	6	7	8	9	10
Hambruna	Hambre dolorosa	Mucha hambre	Hambre moderada	Inicia el hambre	Neutral	Saciedad moderada	Satisfecho Plenitud	Lleno	Empacho	Sensación de enfermedad

0. Hambruna, falta total de energía, mareo y hasta desmayos.
1. Hambre dolorosa, dolor del estómago, retortijones, necesidad de ingerir cualquier alimento.
2. Mucha hambre, sensación de vacío en el estómago.
3. Hambre moderada, se detecta necesidad de comer sin que haya malestar.
4. Inicia el hambre aunque no se detecta de inmediato.
5. Neutral, no hay hambre ni tampoco saciedad, se siente energía.
6. Saciedad moderada, se percibe un estómago ligero.
7. Satisfecho en plenitud, se ha disfrutado la comida.
8. Lleno, cierta sensación de incomodidad y pesadez
9. Empacho, demasiado lleno, es necesario aflojar la ropa y quedarse sin hacer nada.
10. Sensación de enfermedad, arrepentimiento por el exceso de alimento.

Lo conveniente es permanecer durante el día entre los niveles 3 y 7: comer cuando empieza la sensación de hambre (nivel 3), en ese momento no se sienten molestias ni incomodidad, y dejar de comer al sentirse satisfecho (nivel 7). Las colaciones en la mañana y en la tarde son de gran beneficio para no llegar a la comida principal o cena "muriéndose de hambre".

Hay una gran diferencia entre estar satisfecho y estar lleno. En el primer caso se experimenta bienestar, se disfrutan los sabores, texturas y aromas de los alimentos y se siente bien; en el segundo se ha dejado de disfrutar la comida, es parecido a la sensación de "comer a fuerza", nuestro cuerpo rechaza seguir ingiriendo. Este caso se observa frecuentemente en *buffets*, comedores de empresas y ciertos eventos, en donde la tendencia es comer en exceso.

Recomendaciones para detectar los niveles de hambre y saciedad:

1. Conocer los diferentes niveles de hambre y las señales que el cuerpo envía.
2. Concentrar la atención y disfrutar los alimentos, ya sea que comamos solos o acompañados.

3. Comer lento para que el cerebro envíe señales de saciedad, aproximadamente 20 min después de haber empezado la ingestión.
4. No comer frente al televisor, leyendo o en el auto, pues la atención estará en otra parte, impedirá que disfrutemos los alimentos y perdamos la noción de lo ingerido.
5. Aprender a decir: "ya fue suficiente, no gracias".
6. Establecer un horario y no esperar hasta "morirse de hambre".
7. Realizar tres comidas y dos colaciones al día, eso propicia comer moderadamente.
8. Respetar el hambre de los demás, no forzarlos a comer más.
9. Evitar comer o beber al parejo de amigos, familiares o compañeros de trabajo. Cada persona debe respetar sus propias señales.
10. Comer cuando el cuerpo lo pide, abstenerse de comer por apetito o emociones.

Cocina saludable

Las técnicas culinarias constituyen un elemento fundamental en una dieta saludable por su influencia en aspectos fundamentales como la optimización de nutrimentos y la densidad energética de las preparaciones. Al realizar modificaciones y sustituciones en algunas recetas se logran platillos más nutritivos.

Sugerencias:

- Conviene tomar frutas y verduras así como jugos de ambas hasta 15 minutos después de partirlas a fin de aprovechar al máximo sus nutrimentos. Cuando sea posible hay que comerlas con cáscara, fuente importante de nutrimentos.

- Preferir los platillos cocidos o asados en vez de fritos, capeados o empanizados. Una pechuga de pollo a la plancha contiene 100 kcal menos que una empanizada.

- Macerar las carnes en salsas de soya o jugos en lugar de grasas.

- Eliminar la grasa de las carnes antes de cocinarlas, como la piel de pollo.

- Evitar la mantequilla y la margarina en las verduras al vapor.

- Las hierbas de olor son una magnífica opción para condimentar los platillos.

- Preferir aceites vegetales como el de olivo para cocinar.

- No consumir aderezos para ensaladas con grasas de origen animal, mayonesa o cremas de alto contenido calórico.

- Dorar el arroz o pasta en lugar de freírlos.

- Usar leche descremada en vez de leche entera en las preparaciones.

- Utilizar yogur descremado en lugar de crema y mayonesa.

- Reducir la sal y el azúcar en las preparaciones.

Lectura de etiquetas

La Información Nutrimental (IN) son los datos que se dan acerca de algunos productos alimenticios. Su uso obedece generalmente a estrategias de mercadotecnia, si bien a través del tiempo se han incorporado ciertas regulaciones gubernamentales. Su contenido es variado, aunque destacan los siguientes conceptos:

Tamaño de la porción. Contenido en peso y número de porciones por envase (en ocasiones más de una) y la cantidad de cada porción. Contenido energético. Se emplean diferentes unidades de energía: joule (J), kilojoule (kJ), caloría (cal) o kilocaloría (kcal). Una kcal equivale a 4.18 kilojoule.

Grupo de alimentos. Contenido en gramos de hidratos de carbono o carbohidratos, proteínas y grasas o lípidos, poliinsaturadas, mono insaturadas, saturadas y colesterol.

Minerales y vitaminas. Se observa con frecuencia el contenido de sodio (Na) expresado en gramos (g) o en miligramos (mg). En el caso de otros minerales y vitaminas, a veces se refieren con la abreviación IDR: ingesta diaria recomendada para el promedio de la población.

Fibra o fibra dietética. Expresada en gramos (g), en algunos casos se distingue si es soluble o insoluble.

Otros datos: fecha de caducidad, fecha de fabricación, número de lote, etcétera.

La lectura e interpretación de la Información Nutrimental (IN) se adquiere mediante la práctica, es útil comparar dos o más productos similares para normar criterios. Continuamente aparecen modificaciones de las etiquetas nutrimentales, pues se intenta proporcionar información más accesible al comprador.

Datos de Nutrición	
Tamaño por ración: 1 taza (240 ml) Raciones por envase: 4 aproximadamente	
Cantidad por ración	
Calorías (kcal) 140 Calorías (kcal) de grasa 70	
	% Valor diario *
Grasa total 8 g	12 %
Grasa saturada 7 g	35 %
Grasa poliinsaturada 0g	
Grasa monoinsaturada 0g	
Colesterol 25 mg	8 %
Sodio 100 mg	4 %
Carbohidratos totales 10 g	3 %
Fibra dietética 0g	0 %
Azúcares 10 g	
Proteínas 8 mg	

Vitamina A 90%	•	Vitamina C 100%
Calcio 6%	•	Hierro 6%
Vitamina D3 80%	•	Vitamina E 4%
Niacina 70%	•	Vitamina B6 80%
Ac. Fólico 100%	•	Vitamina B12 25%
Iodo 60%	•	Zinc 60%
Biotina 8%	•	

*Los porcentajes de Valores Diarios están basados en una dieta de 2,000 calorías (FDA).

Hábitos para una alimentación saludable

Un hábito es un comportamiento realizado en forma automática, frecuente, derivado de una práctica repetitiva. Cuando el hábito beneficia el bienestar de la persona se define como saludable; pero en ocasiones la falta de conocimiento lleva a no desarrollar hábitos saludables y en cambio tener algunos nocivos. De ahí la conveniencia de revisar los hábitos propios: conservar los saludables, adoptar otros que favorezcan, modificarlos cuando sea necesario y eliminar los perjudiciales.

El ajuste de hábitos es una tarea con alto grado de dificultad, pues lleva tiempo adoptarlos y consolidarlos. Por ello es recomendable seleccionar los de mayor efecto, 3 a 5 como máximo, establecer prioridades, hacer los ajustes graduales y revisarlos periódicamente.

Los hábitos alimenticios se han clasificado en dos grupos para facilitar su comprensión:

Hábitos conductuales

- Desayunar al levantarse o hasta dos horas después como máximo, incluyendo los tres grupos de alimentos, por ejemplo, fruta, cereales y lácteos.

- Comer hasta estar satisfecho, sin estar lleno.

- Moderar el tamaño de las raciones en función de la actividad física, estatura, peso corporal, edad y género de la persona.

- Comer despacio, masticar perfectamente cada bocado y no ingerir el siguiente hasta haber terminado con el anterior. Una buena práctica es dejar los cubiertos en la mesa entre los bocados.

- Evitar periodos largos mayores a 5 horas sin alimento.

- Tomar una o dos colaciones al día que no excedan 150 calorías variando los alimentos: fruta, verdura picada, yogurt, barritas de cereales, etcétera.

- Distribuir el tamaño de las porciones durante el día, y evitar la acumulación excesiva en alguna de las comidas.

- No probar alimentos entre las comidas aparte de las colaciones.

- No acostarse con el estómago vacío ni estando demasiado lleno.

- Cuidar los horarios, la calidad de los alimentos y el tamaño de las porciones durante los fines de semana, los eventos sociales, las comidas de *buffet* y los comedores del trabajo.

- Evitar comer por costumbre en situaciones como cine, televisión, espectáculos, etcétera.

- Hidratarse así: 1 vaso de agua al levantarse y 2 a 3 litros a lo largo del día dependiendo de factores como edad, temperatura, actividad física, etcétera.

- Evitar otra actividad como ver la TV o la computadora mientras se está comiendo.

- Comer sentado, no de pie ni acostado, excepto en caso de enfermedad.

- Usar preferentemente platos chicos para los adultos y grandes para los niños.

- Lavarse las manos antes de las comidas.

- En lo posible comer en familia o con amistades.

- Vigilar la frecuencia de alimentos de alto contenido energético y ricos en grasas, azúcares y sal.

- No prohibir ningún alimento, todos en sus debidas proporciones y frecuencias pueden formar parte de una alimentación saludable.

Hábitos de alimentación

- Incluir alimentos de los tres grupos "El plato del bien comer" (frutas y verduras, cereales y tubérculos, leguminosas y productos de origen animal) en cada una de las principales comidas.

- Variar el consumo de alimentos de cada grupo para obtener los diferentes nutrimentos.

- Tomar un mínimo de 5 raciones de verduras y frutas diariamente, tienen bajo contenido calórico, y proporcionan al organismo vitaminas, minerales y fibra; aprovechar las de temporada.

- Consumir alimentos ricos en fibra como cereales integrales, pan integral, arroz integral, avena, amaranto, frutas y verduras con cáscara.

- Preferir el consumo de pescado, pollo y carnes magras sobre carnes rojas de mayor contenido de grasa, así como vísceras y embutidos que contienen grasas saturadas.

- Ingerir grasas saludables y vigilar el tamaño de las raciones por su alto contenido energético, como aceite de oliva, aceites vegetales, aguacate, nueces, almendras, etcétera.

- Preferir lácteos descremados en vez de los enteros, que tienen bajo contenido de grasa y aportan los mismos nutrimentos con menos calorías.

- Cuidar el consumo de sal en forma directa, así como de alimentos enlatados y refrigerados.

- Cuidar el consumo directo de azúcar y de productos con alto contenido de ella.

- Preferir platillos cocidos o asados en vez de empanizados, rebosados o fritos.

- Moderar el consumo de pan y tortillas en las comidas.

- Preferir los alimentos naturales a los congelados y enlatados.

- Limitar los refrescos, jugos enlatados y jugos naturales, y preferir el consumo directo de la fruta.

- Moderar el consumo de café y té con cafeína a 2 tazas al día.

- Cuidar las porciones de alimentos con alto contenido energético como mantequilla, chocolates y cacahuates.

- Disminuir el consumo de alimentos fritos como papas y chicharrón.

- Limitar el consumo de dulces, pasteles y galletas.

- Cuidar el consumo de aderezos con salsas y mayonesas de alto contenido calórico.

- Controlar el consumo de bebidas alcohólicas a un máximo diario de dos en hombres y una en mujeres.

- No satanizar ningún alimento.

- No hay alimentos buenos ni malos, hay hábitos de alimentación correctos e incorrectos.

- Todos los alimentos pueden integrarse en una dieta correcta y saludable.

PERCEPCIÓN DE LA ALIMENTACIÓN Y LA NUTRICIÓN

El presente cuestionario permite valorar su alimentación y nutrición. Para fines de cuantificación del cuestionario, asigne un valor de 1 a las respuestas de la parte izquierda, 2 a las centrales, 3 a las del extremo derecho o renglón inferior y sume el total de puntos.

Más de 25 indica que come en forma saludable.

Entre 20 y 25 puntos, se confirma estar en el camino de mejorar su alimentación.

Entre 15 y 20 puntos, se sugiere hacer un esfuerzo mayor para mejorar su alimentación.

Menos de 15 puntos, se indica la necesidad de establecer un plan para mejorar su alimentación.

① **¿Cuántas raciones de verdura come diariamente?**

Una o ninguna ☐　　Dos o tres ☐　　Cuatro o más ☐

② **¿Cuántas raciones de frutas come diariamente?**

Una o ninguna ☐　　Dos ☐　　Tres o más ☐

③ **¿Qué tanto varía las opciones de distintas verduras y frutas?**

Mucho ☐　　Regular ☐　　Poco ☐

④ **¿Con qué frecuencia consume productos integrales: arroz, pan y pastas?**

   Casi nunca ☐   Algunas veces ☐   Casi siempre ☐

⑤ **¿Con qué frecuencia come pescado durante la semana?**

   Nunca o pocas veces ☐   Una vez ☐   Dos o más veces ☐

⑥ **¿Cuáles productos acostumbra al cocinar?**

   Mantequilla o margarina ☐   Aceite de maíz ☐
   Aceite de canola o de oliva ☐

⑦ **¿Qué tipo de leche consume?**

   Leche entera o ninguna ☐   Leche con 1 o 2% de grasa ☐
   Leche descremada o de soya ☐

⑧ **¿Cuáles son sus bocadillos y botanas preferidas?**

   Papas fritas, galletas y dulces ☐   barras y dulces "saludables" ☐   Nueces, fruta y verdura ☐

⑨ **¿Con qué frecuencia come por emociones como ansiedad o por
   costumbre, como en el cine?**

   Casi siempre ☐   Algunas veces ☐   Casi nunca ☐

⑩ **¿Con qué frecuencia come hasta quedar demasiado lleno?**

   Frecuentemente ☐   Algunas veces ☐   Casi nunca ☐

¿Está dispuesto(a) a comprometerse a modificar los hábitos de alimentación que puedan ser perjudiciales a su salud, y adoptar los hábitos que le
favorezcan?

   Si ☐   Los analizaré ☐   No por el momento ☐

CONTROL DE PESO

Composición corporal

Para lograr un peso saludable en forma permanente es importante comprender los diferentes factores que intervienen en la composición corporal, la cual se determina en función de distintos elementos. En la gráfica inferior donde se muestra las diferencias en la composición corporal del hombre y la mujer en la edad adulta de acuerdo con su estructura, se puede apreciar el distinto porcentaje de grasa y de músculo, aspectos de gran influencia en el peso corporal de cada género.

Al sumar la grasa normal y la esencial, en la mujer el porcentaje alcanza 26%, comparado con 16% en el hombre. En cambio el promedio del músculo en el hombre es 45% y en la mujer es 36%.

La masa muscular es un tejido metabólicamente activo que consume calorías aun en reposo, mientras el tejido graso es metabólicamente inactivo y no consume calorías. Por eso en general las mujeres necesitan menor aporte calórico para sus funciones vitales aunque por otra parte requieren mayor esfuerzo para perder peso, y por lo mismo lo deben vigilar y controlar de cerca.

La composición corporal de los humanos varía conforme a la edad: el porcentaje de agua en el cuerpo de un recién nacido es de entre 70 y 80%, en un adulto de 50 a 55% en mujeres y de 55 a 60% en hombres, y en una persona mayor se reduce a 50%; en el caso del porcentaje de grasa, éste tiende a aumentar conforme se envejece.

% Composición corporal por género

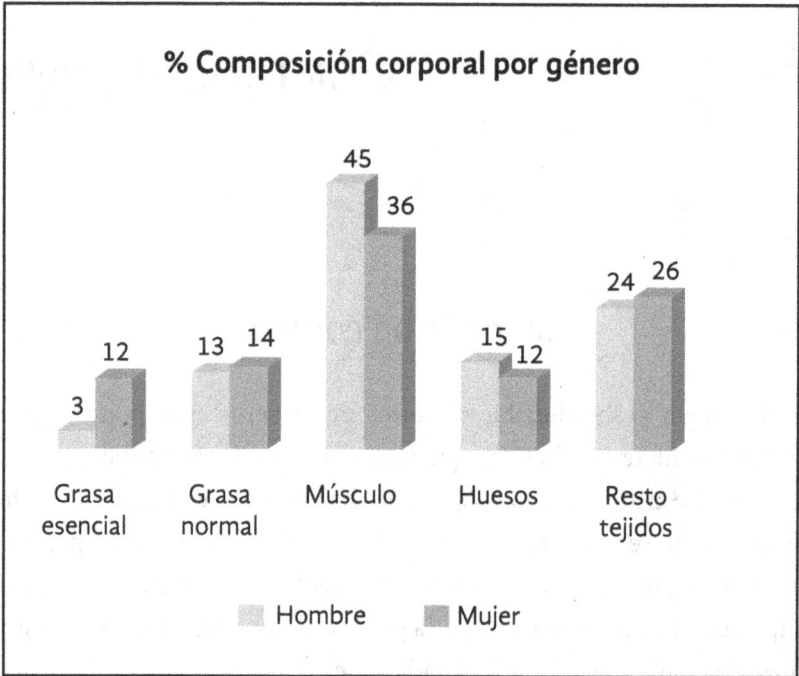

	Grasa esencial	Grasa normal	Músculo	Huesos	Resto tejidos
Hombre	3	13	45	15	24
Mujer	12	14	36	12	26

■ Hombre   ■ Mujer

Somato-tipos

El somato-tipo de un individuo es otro factor de influencia en su peso corporal. Se considera que, desde su nacimiento, en la contextura corporal de todas las personas predomina alguno de los tres somato-tipos principales: meso-morfo, ecto-morfo o endo-morfo, los cuales influyen en sus rasgos físicos así como en sus rasgos de carácter. Es poco probable encontrar en una persona solamente uno de los tres tipos, lo usual es encontrar combinaciones de dos o tres, si bien predomina uno de ellos.

Meso-morfo: se caracteriza por tener huesos de dimensiones promedio, torso macizo, bajos niveles de grasa, hombros anchos con una cintura delgada; usualmente son identificados como "musculosos", poseen una predisposición mayor a desarrollar músculos y menor a almacenar tejido graso.

Ecto-morfo: caracterizado por músculos y extremidades largas y delgadas, y poca grasa almacenada; por lo general se consideran "delgados", tienen baja predisposición a desarrollar los músculos y a almacenar grasa.

Endo-morfo: se caracteriza por una tendencia mayor de almacenamiento de grasas, cintura gruesa y estructura ósea de grandes proporciones, por lo general denominado "llenos", tienen predisposición a almacenar grasas.

Las tres descripciones de somato-tipos pueden alterarse hasta cierto punto mediante dietas específicas y programas de entrenamientos, sin embargo, al estar definidos genéticamente algunos aspectos como la estructura ósea no pueden modificarse.

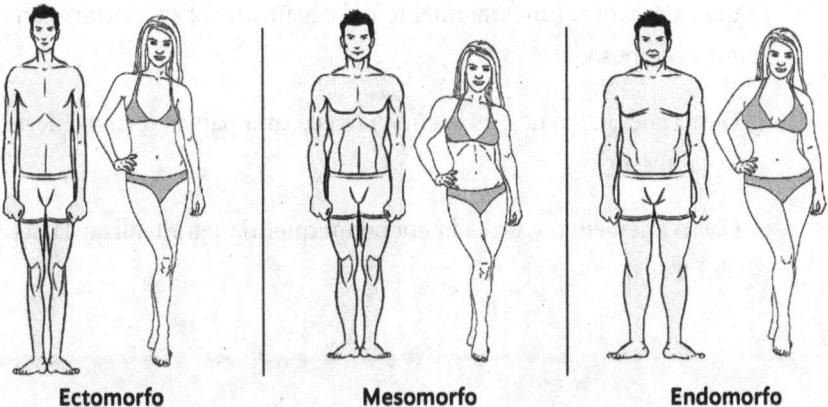

Ectomorfo   **Mesomorfo**   **Endomorfo**

El predominio de los diferentes somato-tipos se observa en ciertas razas, como en el caso de la negra, cuyos integrantes tienen tendencia a ser muy musculosos; en contraste, los orientales son muy esbeltos, razón por lo cual la OMS disminuyó el rango del índice de masa corporal de peso saludable para ellos a 18.5 a 23.0 en vez del de 18.5 a 25,0 que se utiliza para las demás razas.

Una forma de reconocer el somato-tipo es recordar la dificultad o facilidad para aumentar de peso en la infancia: un niño "rellenito" o un niño muy "flaco".

Balance calórico

Los seres humanos requerimos energía para mantener funcionando todos los órganos y sistemas corporales, dicha energía se obtiene esencialmente de los alimentos, en particular de los nutrientes que provienen de los hidratos de carbono, las proteínas, las grasas y también de las bebidas.

La energía obtenida de los alimentos es utilizada por el organismo para cumplir con sus funciones y actividades, se denomina gasto energético total (GET) y está constituido por:

Gasto energético basal o metabolismo basal (GEB): es la energía requerida para el funcionamiento del organismo al encontrarse en absoluto reposo.

Gasto energético GET: es la energía necesaria para la termogénesis de los alimentos.

Gasto energético GAF: es la energía requerida para realizar la actividad física.

$$GET = GEB + GET + GAF$$

- Gasto energético basal (GEB). (50-70%) del GET: es el consumo de energía en reposo requerido por el organismo para realizar sus funciones vitales. Varía según factores como la edad, el sexo, la composición corporal, entre otros.

    Una idea aproximada del requerimiento energético porcentual de distintos órganos y zonas del organismo es: hígado 29%, cerebro 19%, músculo esquelético 18%, corazón 10%, riñón 7%, y el resto 17%.

- Gasto energético por la termogénesis (GET). (7-10 %) del GET: al consumir alimentos se activan diferentes procesos: digestión, transporte, metabolismo y depósito de nutrientes, los cuales necesitan energía.

- Gasto energético durante la actividad física (GAF). (20-30%) del GET: la energía requerida para la actividad física depende de variables como el peso corporal, el tipo y la duración de la actividad y el nivel de intensidad (ligera, moderada o vigorosa).

Un balance calórico equilibrado significa tener el mismo gasto de energía y de ingestión de calorías, por lo tanto, el peso corporal se mantiene estable.

Balance energético positivo: cuando la energía suministrada por los alimentos y bebidas es mayor al gasto, entonces se aumenta de peso, y el exceso de grasas se almacena como tejido adiposo.Balance energético negativo: si la ingestión de alimentos y bebidas es menor al gasto energético, se disminuye el peso corporal y las reservas de grasas del organismo se utilizan parcialmente.

El metabolismo se refiere a todas las reacciones químicas del conjunto de células que forman el organismo, las cuales se clasifican en anabólicas si crean o regeneran nuevas substancias o estructuras, y en catabólicas si degradan los sustratos para obtener moléculas más pequeñas. En ambos tipos de reacciones se libera una parte importante de la energía en forma de calor.

La caloría es una unidad sumamente pequeña, y por tanto se utiliza la kilocaloría (kcal), que corresponde a 1 000 calorías. La medida de energía en el sistema inglés es el joule. Una caloría equivale a 4.18 joule (j) y en consecuencia una kilocaloría es igual a 4.18 kilo-joule (kj).

Balance calórico

El metabolismo basal es la mínima cantidad de energía requerida para mantener los procesos vitales del cuerpo estando en reposo y recostado. Varios factores lo modifican:

- Movimiento humano (ejercicio o actividad física): luego de una sesión de ejercicio, el metabolismo basal se mantiene elevado por un tiempo.

- Tamaño y constitución del cuerpo: el metabolismo basal es mayor en individuos con una constitución física musculosa y menor en personas obesas; esto se debe a que los músculos son tejidos relativamente activos comparados con el tejido adiposo, el cual es de escasa actividad metabólica.

- Efecto termo-génico de los alimentos: después de comer el metabolismo aumenta debido a las distintas reacciones químicas asociadas con la digestión, la absorción y el almacenamiento de los alimentos en el organismo.

- Edad y crecimiento: los niños tienen un elevado metabolismo basal por la intensidad de las reacciones celulares y el crecimiento de su organismo. En la edad adulta el metabolismo basal desciende al disminuir la masa celular activa y la tendencia de aumentar la grasa corporal.

- Género: por lo regular el hombre tiene un mayor metabolismo basal que la mujer ya que posee menor tejido adiposo y mayor masa muscular.

- Secreción de hormonas por ciertas glándulas endocrinas: la tiroxina, hormona producida por la tiroides, aumenta el metabolismo; si su secreción disminuye (hipotiroidismo), el metabolismo basal se reduce también.

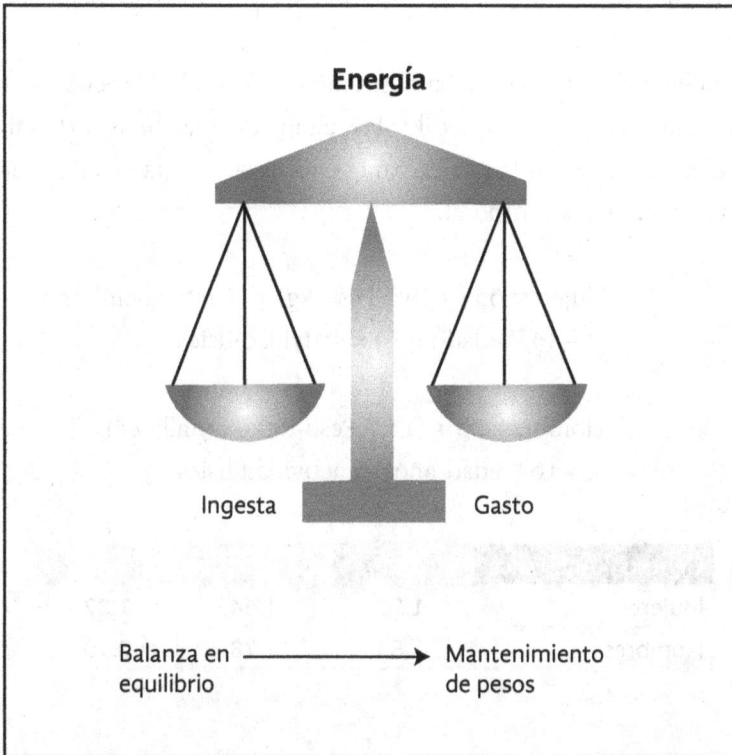

Energía

Ingesta Gasto

Balanza en equilibrio ⟶ Mantenimiento de pesos

- Clima: el metabolismo basal es mucho menor en regiones tropicales y mayor en las frías.

- Sueño: durante el sueño el metabolismo disminuye debido a circunstancias diversas como un mayor grado de relajamiento muscular y emocional.

- Desnutrición: una desnutrición prolongada disminuye drásticamente el metabolismo por la falta de alimento en la célula.

- Fiebre: cualquiera que sea su causa, la fiebre aumenta el metabolismo basal.

- Embarazo: durante el último trimestre se incrementa el metabolismo basal, pues el feto y la placenta aumentan su actividad metabólica.

En el cálculo del metabolismo basal se emplean fórmulas de acuerdo con el género, como la de Harris Benedik: al resultado del metabolismo basal se le aplica el factor de actividad física para conocer la energía (kcal) requerida para mantener el peso corporal.

$$\text{Mujeres: } 655 + (9.6 \text{ Peso-kg}) + (1.8 \text{ talla-cm})$$
$$- (4.7 \text{ edad-años}) \times \text{actividad física}$$

$$\text{Hombres: } 66 + (13.7 \text{ Peso-kg}) + (5 \text{ talla-cm})$$
$$- (6.8 \text{ edad-años}) \times \text{actividad física}$$

Género / Act. Física	Ligera	Moderada	Vigorosa
Mujeres	1.56	1.64	1.82
Hombres	1.55	1.78	2.10

En la fórmula se observa la influencia de las distintas variables:

- Género: debido a la diferencia de la composición corporal de mujeres y hombres, ellos tienen un mayor requerimiento calórico que ellas.

- Peso: un individuo de mayor peso requiere más calorías.

- Talla: a mayor estatura, mayor requerimiento calórico.

- Edad: el metabolismo se ralentiza con los años, es decir, se hace más lento, y requiere una menor ingestión de alimentos.

- Actividad física: si aumenta, se incrementa el requerimiento calórico según el nivel de intensidad.

Realizar actividad física aun siendo vigorosa no es garantía de estabilidad del peso corporal, pues si la ingestión de alimentos es excesiva, el equilibrio energético será positivo y se ganará peso.

Ejemplos del consumo calórico de mujer de 30 y y hombre 50 años de diferente peso y talla que realizan una actividad física moderada:

Mujer: 60 kg, 1.60 m.		Hombre: 68 kg, 1.70 m	
30 años	50 años	30 años	50 años
2 260 kcal	2 106 kcal	2 929 kcal	2 684 kcal

Antropometría

La antropometría se refiere al estudio de las dimensiones y medidas humanas, y tiene como uno de sus principales propósitos la valoración de los cambios físicos del individuo y las diferencias entre razas. Los diferentes estilos de vida conllevan cambios en la distribución de las dimensiones corporales como la obesidad, y con ellos surge la necesidad de actualizar constantemente la base de datos antropométricos para valorar los cambios nutricionales.

A partir de la premisa "no se puede controlar lo que no se mide", los indicadores antropométricos proporcionan la información que permite medir y evaluar las dimensiones físicas y la composición corporal, lo cual es indicativo del estado nutricional del individuo. Los indicadores antropométricos se modifican por las edades:

Niños y jóvenes: 0-20 años. El crecimiento es un proceso continuo desde la concepción hasta la edad adulta, con su seguimiento y vigilancia se conoce el patrón de crecimiento propio de cada individuo, se evalúa su nutrición, se detectan alteraciones, y puede predecirse su desempeño y estado de salud. Mediante la antropometría es posible evaluar el tamaño, proporciones y composición corporal: peso, longitud, circunferencias, pliegues cutáneos y diámetros del niño o joven.

Hay una gran variedad de tablas que comparan a un individuo con la población. Son aplicables a bebes, niños y adolescentes de ambos sexos, y las tres más comunes son el peso en relación con la edad, la talla en relación con la edad y el peso en relación con la talla. Los pediatras realizan las mediciones de peso, talla, diámetros, etc., y se apoyan en las tablas en forma cotidiana durante sus consultas; registran los datos obtenidos y monitorean los cambios ocurridos.

Es importante mencionar las diferencias genéticas de las razas, motivo por lo cual en los últimos años la OMS y diversas instituciones han desarrollado tablas específicas para algunas de ellas.

Adultos: > 20 años. En adultos son tres los indicadores fundamentales y complementarios que proporcionan información de su antropometría:

Índice de masa corporal

La organización Mundial de la Salud define el índice de masa corporal (IMC) como un indicador simple de la relación entre el peso y la talla del individuo. Se obtiene dividiendo el peso en kilogramos entre el cuadrado de su talla o estatura expresada en metros. Se aplica por igual en ambos sexos a partir de los 20 años, y en función del resultado se clasifican como abajo se muestra.

Clasificación	IMC (kg/m^2)
Peso bajo:	< 18.5
Delgadez leve	17-18.49
Delgadez moderada	16-16.99
Delgadez severa	< 16
Peso normal o saludable	**18.5-24.99**
Sobrepeso	25.0-29.99
Obesidad:	> 30
Obesidad leve	30.0-34.99
Obesidad media	35.0-39.99
Obesidad mórbida	> 40

En los siguientes ejemplos puede observarse la amplitud del rango de peso normal o saludable de un individuo de alrededor de 18 kg, lo cual permite diferenciar las condiciones específicas de cada uno.

1.60 m de estatura y 55 kg de peso:
IMC = 21.5; rango de peso saludable: 47.4-64.0 kg

1.70 m de estatura y 70 kg de peso:
IMC = 24.2; rango de peso saludable: 53.5-72.2 kg

Porcentaje de grasa

Como el término *grasa* ha sido satanizado por ciertos sectores de la sociedad, conviene establecer en primer término su importancia en el cuerpo humano. La grasa corporal es esencial para las funciones del organismo, soporta las articulaciones, protege los órganos, ayuda a regular la temperatura corporal, transporta las vitaminas solubles en grasa y constituye la fuente de reserva en situaciones de escasez de alimentos.

No obstante, existen riesgos serios para la salud cuando los niveles de grasa son menores o superiores a los rangos saludables de acuerdo con la edad y el género específicos de la persona. El déficit de grasa se relaciona con baja en el sistema inmunológico, fatiga crónica y desarreglos hormonales, y el exceso propicia diversas enfermedades crónico no transmisibles (ECNT).

La mejor opción para medir la grasa corporal es a través de un adipómetro o plicómetro. Es un instrumento parecido a una pinza con dos brazos para pellizcar los pliegues corporales y una escala de medición. Las medidas de los pliegues cutáneos se toman como base para aplicar las fórmulas y obtener el porcentaje de grasa del individuo. Las mediciones se realizan generalmente en el lado derecho del cuerpo. Son siete los principales sitios de prueba de los pliegues cutáneos: tríceps, bíceps, subescapular, supraespinal, abdominal, muslo y pantorrilla; un sitio opcional es la cresta ilíaca. El uso de plicómetro requiere destreza, experiencia y cuidado en su calibración, pues las pinzas con el uso pierden resistencia. Los plicómetros más utilizados son de las marcas Lange y Holtain.

Las básculas de bioimpedancia eléctrica han aumentado su popularidad por ser un método no invasivo, sencillo y disponible en el mercado. Se basan en las propiedades eléctricas del cuerpo humano, por la composición de los distintos tejidos que lo forman y su contenido total de agua. Su funcionamiento es simple: el agua es buen conductor de la corriente eléctrica, los músculos, huesos y vasos sanguíneos tienen un gran porcentaje de agua, por lo que la corriente pasa fácilmente a través de ellos, en cambio, la masa grasa formada principalmente por triglicéridos es un mal conductor y genera resistencia al paso de la corriente.

La báscula de bioimpedancia mide la masa magra, y restando el peso corporal total obtiene la masa grasa y su porcentaje. La medición debe realizarse siempre en las mismas condiciones —se sugiere al despertar para no tener en cuenta las fluctuaciones de peso durante el día a causadas por la alimentación, digestión o actividad física—, una vez a la semana o cada dos semanas, y se registran los datos personales de género, edad, altura y nivel de actividad física.

Existen ciertas restricciones para el empleo de estas básculas: sólo se usan en personas de 16 a 70 años, no se recomiendan en mujeres embarazadas, durante el periodo de menstruación o en casos de fiebre, y están prohibidas en personas con estimuladores cardiacos como marcapasos. En ciertos deportistas, como los culturistas, la medición es inadecuada, pues generalmente se presenta hipertrofia aislada en los músculos de la parte superior o inferior del cuerpo.

Rangos de grasa corporal por edad y sexo en básculas de bioimpedancia:

Mujer	Rango de edad	Insuficiencia de grasa	Saludable	Exceso de grasa	Obesidad
	20-39	0-19.5	19.5-31.8	31.8-39.0	+39.0
	40-59	0-20.8	20.8-34.5	34.5-40.8	+40.8
	60-79	0-22.5	22.5-35.5	35.5-42.0	+42.0
Hombre					
	20-39	0-8.1	8.1-20.0	20.0-26.5	+26.5
	40-59	0-11.3	11.3-21.5	21.5-28.7	+28.7
	60-79	0-13.0	13.0-23.3	23.3-31.3	+31.3

Conviene tener una visión a largo plazo del peso corporal y del porcentaje de grasa y saber que puede haber variaciones en periodos cortos. Al iniciar una dieta de reducción de peso se sugiere registrar los kilogramos de músculo y grasa y sus porcentajes. En ocasiones el peso corporal se mantiene, pero si se ha bajado de talla es probable que sea debido a la pérdida del exceso de grasa; de ahí que no tenga mucho sentido pesarse más de una vez por semana, sino cada quince días.

Medida de cintura

Cuidar la circunferencia de la cintura es vital para reducir el riesgo para la salud por la acumulación de grasa en el abdomen, lo que propicia el desarrollo de enfermedades cardiovasculares incluyendo colesterol alto, hipertensión e infartos así como diabetes mellitus. La cantidad y forma de acumulación de la grasa puede influir de dos modos:

- Ginoide, forma de pera. La adiposidad se concentra en cadera y muslos. Esta clase de obesidad está ligada al desarrollo de várices y trastornos en rodillas, y es más frecuente en las mujeres.

- Androide, forma de manzana. La grasa se acumula en la parte superior del tronco y abdomen, lo que predispone a sufrir diabetes mellitus tipo 2, hipertensión, elevación de grasas en el torrente sanguíneo, infartos y algunos tipos de cáncer. Es más común en hombres y en mujeres después de la menopausia.

Las mujeres antes de la menopausia tienden a presentar adiposidad ginoide (pera), después cambian progresivamente hacia la forma androide (manzana), la cual es más peligrosa, y ganan peso en el abdomen. Los varones generalmente engordan siguiendo el patrón androide (manzana).

Mujer androide   **Mujer ginoide**

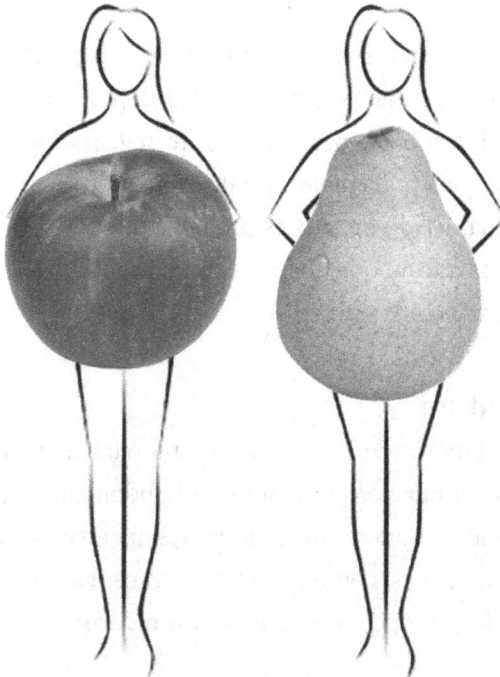

¿Cómo se debe medir la cintura? Se coloca la cinta métrica flexible en la parte más angosta del abdomen, estando relajado y cuidando que la cinta esté derecha, y se anota la medida. Se recomienda una medida de cintura menor de 94 cm en los hombres y menor de 80 cm en las mujeres para disminuir el riesgo de complicaciones metabólicas, como se observa en la tabla.

Riesgo de complicaciones metabólicas

Riesgo	Sustancial	Aumentado
Hombres	> 94 cm; 37.0 in	> 102 cm; 40.2 in
Mujeres	> 80 cm; 31.5 in	> 88 cm; 34.7 in

Pérdida de peso saludable

Muchas de las "dietas milagrosas" de reducción de peso prometen grandes pérdidas de peso en poco tiempo, lo cual es perjudicial para el organismo pues se pierden agua y masa muscular en lugar de reducir el exceso de grasa, que es el objetivo. Por lo general este tipo de dietas no son personalizadas, balanceadas y variadas, y no proporcionan todos los nutrimentos necesarios. Hay dos preguntas clave que deben responderse antes de adoptar una dieta de reducción de peso:

1. ¿Es saludable para el organismo?
2. ¿La reducción de peso será permanente, o habrá altas probabilidades de rebote en un mediano plazo?

Para responder esos cuestionamientos conviene repasar los siguientes puntos:

- Los principales componentes corporales son: agua 50-60%, huesos, tejidos: adiposo y muscular.

- El sobrepeso se deriva del exceso de grasa acumulada durante meses y en ocasiones años, es ilógico querer perderlo en poco tiempo.

- 1/2 kg de grasa corresponde a 3 500 kcal, 1 kg de grasa a 7 000 kcal.

- En promedio el hombre requiere ingerir al día 2 500 kcal, y la mujer 2 000 kcal, de las cuales entre 60 y 70% es para cubrir las funciones metabólicas básicas y el resto para las actividades diarias incluyendo la física.

- Un objetivo razonable es reducir entre 0.5 y 1 kg a la semana según el peso y las condiciones de la persona.

- Esto equivale a una pérdida de 500 a 1 000 kcal diarias, lo cual puede lograrse al:
  a) reducir la ingestión alimenticia
  b) incrementar de la actividad física
  c) combinar ambas, lo cual es la opción más recomendable.

- Algunos médicos recomiendan 1 kg como máximo al mes para disminuir las probabilidades de rebote.

- Una reducción excesiva de peso en poco tiempo deriva de la pérdida de agua y de masa muscular, y no del exceso de grasa. El agua se recuperará gradualmente, no así la masa muscular.

- El ejercicio favorece que los músculos crezcan, se fortalezcan y se hagan más pesados. El músculo tiene un mayor peso que el tejido adiposo, lo que podría parecer contrario a la estrategia de pérdida de peso; sin embargo, al reducir la grasa corporal e incrementar la masa muscular, se reduce de talla de ropa aunque el peso no cambie.

- La actividad física incrementa la masa muscular, y por tratarse de un tejido metabolicamente activo consume calorías incluso en reposo.

En cambio, el tejido graso es metabolicamente inactivo y no consume calorías.

Un plan saludable de disminución de peso debe reunir las siguientes características:

a) Modificación hacia hábitos alimenticios saludables.
b) Pérdida gradual de peso, como máximo de 0.5 a 1 kg por semana.
c) Aporte de todos los nutrimentos en las cantidades adecuadas.
d) Control y asesoramiento de un profesional.

Factores de impacto en la pérdida de peso

Entre los diferentes factores que intervienen en la reducción del peso corporal destacan:

• Desayunar diariamente, incluyendo alimentos de los tres grupos.

• Evitar largos lapsos entre las comidas principales.

• Tomar colaciones saludable de entre 100 y 150 kcal.

• Balancear el tamaño de raciones en las comidas principales, y no comer en exceso en alguna de ellas.

• Seguir la "escala del hambre y de la saciedad", no comer hasta sentirse lleno.

• Comer despacio, masticar bien cada bocado.

• Propiciar, cuando sea posible, las comidas en familia.

• Establecer horarios fijos para las comidas.

• Evitar el uso de pantallas, celulares y lecturas durante las comidas.

- Vigilar la densidad energética de los alimentos.

- Cuidar el tamaño de porciones y la calidad de los alimentos, especialmente en restaurantes.

- Controlar la alimentación y las bebidas durante los fines de semana y en reuniones.

- Evitar las botanas constantes.

- Consumir muchas verduras y frutas.

- Preferir los cereales integrales.

- Reducir el consumo de sal, azúcares y grasas, especialmente las trans y las saturadas.

- Preferir los lácteos descremados que los enteros.

- Escoger preparaciones cocidas o asadas en vez de fritas, capeadas o empanizadas.

- Cuidar el consumo de pasteles, galletas, dulces y botanas.

- Vigilar los aderezos cremosos de ensaladas.

- Ingerir suficiente agua durante el día.

- Minimizar el consumo de refrescos y bebidas azucaradas.

- Moderar el consumo de alcohol.

- Realizar actividad física en forma regular.

- Dormir entre 7 y 8 horas diarias.

- Pesarse cada 15 días, monitorear los cambios de peso y hacer los ajustes pertinentes.

- Disfrutar y saborear los alimentos.

Mitos sobre la pérdida de peso

Hay una serie de mitos relacionados con la disminución de peso corporal, algunos de ellos son:

"Alimentos quema grasa". No existe alimento alguno con esta función; la grasa es la forma en la que el cuerpo almacena energía, y sólo la "quema" o la utiliza al realizar actividad física o ingerir menos energía de la que requiere.

"Alimentos que favorecen el aumento de peso". Así como no hay un alimento que haga bajar de peso, tampoco existen los que por sí solos lo aumenten, ya sean hidratos de carbono, grasas o azúcares. Lo importante es el tamaño de las porciones, la densidad energética y la proporción de nutrimentos.

"Los alimentos 'light' hacen bajar de peso". Estos alimentos han sido modificados en su composición para reducir el contenido de calorías, azúcar, grasa u otro componente, pero no disminuyen el peso.

"Los alimentos saludables 'engordan' poco". No es correcto, alimentos como frutas, verduras, cereales integrales, aceite de oliva, etc., contienen vitaminas, nutrimentos inorgánicos y fibra altamente benéficos para el organismo, no obstante, deben vigilarse las porciones y su contenido energético.

"Solamente el ejercicio aeróbico quema la grasa". Lo óptimo para bajar de peso y disminuir el exceso de grasa corporal es combinar una alimentación adecuada con actividad física, tanto ejercicio aeróbico como ejercicio anaeróbico y de fuerza.

"Se pierde grasa y se gana músculo". El tejido muscular y el adiposo son tejidos diferentes no intercambiables, por lo que no se gana o se pierde uno de los tejidos a expensas del otro. Con el ejercicio de fuerza se gana masa muscular, y cuando el consumo calórico es menor al gasto calórico se pierde grasa.

"Tengo metabolismo lento". En general el metabolismo no es el culpable del exceso de peso, lo son la falta de actividad física, las porciones exageradas y la elevada densidad energética de los alimentos.

"Usando materiales plásticos y fajas se baja más de peso". Es completamente falso, estos materiales provocan deshidratación y limitan la irrigación sanguínea en el abdomen, la pérdida adicional de agua se recupera después al ingerir líquidos, por lo que son contraindicados.

"Se puede lograr una pérdida de peso localizada". No es correcto, el exceso de grasa se distribuye en todo el cuerpo si bien tiende a acumularse en el abdomen, pero la forma de "bajar las llantitas" es mediante ejercicios aeróbicos.

Percepción de la disposición de reducir el peso

Conviene tomar la decisión de iniciar un programa de reducción de peso en un momento adecuado, cuando no se tiene distracciones mayores y se cuenta con la suficiente motivación. Es importante tener éxito en el esfuerzo de perder peso y estar más saludable. Se mencionan ahora algunos puntos relevantes en un programa de pérdida de peso:

- Actitud positiva. Enfocarse en los aspectos favorables, pues ayudan a compensar el esfuerzo realizado.

- Metas realistas. El asesoramiento de un profesional propicia establecer metas realistas tanto en el peso que se quiere reducir como en el tiempo que se propone para lograrlo.

- Apoyo externo. Compartir las metas con familiares o personas cercanas reforzará las metas trazadas.

- Largo plazo. Está comprobado el mayor éxito de los programas de reducción de peso con enfoque a largo plazo. Si se planean resultados rápidos, por lo general en el mediano plazo se recupera y en ocasiones se excede el peso inicial.

Trastornos de conducta alimentaria

Los trastornos de conducta alimentaria (TCA) son enfermedades de origen psíquico provocadas por una gran variedad de factores, uno de los cuales es la obsesión o preocupación excesiva y desmedida por el peso corporal que provocan graves problemas de salud, que pueden incluso llevar a la muerte.

La comida y la imagen controlan al enfermo, que tiene una idea distorsionada de la realidad y no al revés. Para la persona que padece algún TCA la comida adquiere un protagonismo especial, enfoca en ella todos sus pensamientos, la convierte en la principal razón para asistir o no a fiestas, reuniones, restaurantes, visitar amigos, etcétera.

En la sociedad globalizada, los medios de comunicación han desarrollado el culto por la delgadez exagerada en especial de las mujeres, difundiendo la idea de "pesos ideales" inalcanzables y sobre todo perjudiciales. Las participantes de concursos de belleza son cada vez más delgadas, actualmente existen 5 tallas que no había anteriormente, la menor de ellas es la doble cero. En los hombres se promociona la imagen del atleta fornido y con grandes músculos como atractivo sexual.

En forma muy perjudicial los medios de comunicación han asociado el exceso de peso con patrones alimentarios inadecuados, pereza, irresponsabilidad, poco apego a las recomendaciones dietéticas, falta de voluntad y de carácter. Por su parte, han convertido la delgadez en sinónimo de atracción sexual, belleza, éxito, fuerza de voluntad, carácter, control y libertad.

El rango de edad de mayor riesgo de los trastornos de conducta alimentaria es entre los 13 y los 20 años, y son más frecuentes en las mujeres. Los TCA más comunes son los siguientes.

Anorexia nerviosa

Nervosa restrictiva: el enfermo apenas come y en muchos casos realiza ejercicio en exceso.

Nervosa purgativa: el enfermo utiliza métodos purgativos tales como vómitos, diuréticos o laxantes después de haber ingerido cantidades ínfimas de comida.

En los dos tipos hay pérdida elevada de peso debida a dietas extremadamente restrictivas y al empleo de conductas purgativas como vómitos o ejercicio físico en exceso. Es común la alteración de la imagen corporal, y sobrestimar el tamaño de cualquier parte de su cuerpo.

Bulimia nervosa

Bulimia purgativa: después de los periodos de atracones, el enfermo usa laxantes, diuréticos o se provoca vómitos como método compensatorio.

Bulimia no purgativa: para contrarrestar los atracones hace ejercicio en exceso, dietas restrictivas o incluso ayunos.

Los pacientes con bulimia experimentan ataques de voracidad que vendrán seguidos por ayunos o vómitos para contrarrestar la ingesta excesiva, y por uso o abuso de laxantes para facilitar la evacuación. Tienen preocupación excesiva por la imagen corporal y sentimientos de depresión, ansiedad y culpabilidad por carecer de autocontrol.

Comedor compulsivo

También llamado trastorno por atracón, se caracteriza por una sobreingestión compulsiva de alimento. Quien sufre el padecimiento utiliza la comida como una forma de enfrentar conflictos emocionales, el estrés y finalmente problemas cotidianos.

Por lo general comen a todas horas, de prisa y a escondidas. Los atracones se explican por cantidades exageradas de alimentos como una bolsa de pan, un pastel entero, helado en gran cantidad o una caja de chocolates.

Señales de alerta en TCA

Es frecuente no percibir claramente la tendencia a desarrollar un trastorno de conducta alimentaria. Las señales de alerta mostradas a continuación ofrecen pistas tanto al paciente como a sus familiares para recibir la atención oportuna por parte de especialistas e instituciones profesionales:

- Obsesión por el peso y la apariencia física.

- Brincar comidas.

- Acostumbrar hacer ayunos.

- Estar a dieta frecuentemente.

- Ser perfeccionistas y exigentes consigo mismos.

- Llevar un cálculo obsesivo de las calorías.

- Realizar ejercicio en forma exagerada.

- Evitar comer en familia y con amigos.

- Hacer comentarios ofensivos frecuentes hacia su persona.

- Manifestar signos de somnolencia, insomnio y depresión.

- Presentar cambios bruscos en el estado de ánimo.

- Juzgar despectivamente a quien come mucho o ingiere un exceso de grasas.

Es importante aclarar que las intervenciones de nutrición y alimentación en el diagnóstico y tratamiento de los TCA forman parte de un tratamiento multidisciplinario en el que participan varios profesionales de la salud: médico endocrinólogo, psiquiatra, psicólogo, nutriólogo y especialista del ejercicio. Los programas deben incluir la colaboración de la familia, amigos y personas cercanas a los pacientes con TCA, a quienes están en riesgo.

El siguiente cuestionario ayuda a diagnosticar si es oportuno iniciar un programa de reducción de peso.

PERCEPCIÓN DE LA SALUD

① **¿Cuál es su nivel de motivación para bajar de peso?**

1. No estoy motivado
2. Ligeramente motivado
3. Algo motivado
4. Bastante motivado
5. Totalmente motivado
Puntos_____

② **¿Qué seguridad tiene de continuar las metas hasta el final?**

1. No estoy seguro
2. Ligeramente seguro
3. Algo seguro
4. Bastante seguro
5. Totalmente seguro
Puntos_____

③ **Revise si los eventos actuales de su vida: estrés del trabajo, obligaciones familiares, lugar donde se come, etc. son razonablemente favorables para lograr la meta propuesta:**

1. Muy poco probable
2. Algo probable

3. Posible

4. Bastante probable

5. Muy probable

Puntos_____

④ **Establezca en forma realista el peso que espera perder y en qué tiempo. La pérdida saludable a la semana es de 0.5 a 1kg: kg _____ ; Tiempo**

_____

1. Muy poco satisfecho

2. Bastante insatisfecho

3. Bastante satisfecho

4. Bien

5. Satisfecho

Puntos_____

⑤ **Cuando está a dieta tiende a fantasear sobre comer sus platillos favoritos:**

1. Siempre

2. Con frecuencia

3. En ocasiones

4. Casi nunca

5. Nunca

Puntos_____

⑥ **Cuando está a dieta se siente privado de algo, enfadado o disgustado**

1. Siempre

2. Con frecuencia

3. En ocasiones

4. Casi nunca

5. Nunca

Puntos_____

Sume los puntos de sus respuestas_____

24-30: Los objetivos son realistas y la actitud es positiva. Es un momento adecuado para revisar sus hábitos alimentarios.

17-23: Está preparado pero sería conveniente reconsiderar ciertos compromisos y actitudes para lograr el objetivo.

6-16: No es el momento más adecuado para empezar el programa, es recomendable esperar un mejor momento y ser exitoso.

HIDRATACIÓN

Importancia de la hidratación

La trascendencia de la hidratación para el organismo ha sido subestimada, las recomendaciones nutricionales giran principalmente alrededor de la ingestión de los alimentos, si bien el agua es el nutriente más importante para el funcionamiento normal del cuerpo humano, que además no tiene la capacidad de almacenarla; es imposible sobrevivir sin agua más de 4 o 5 días, de ahí la necesidad de hidratarse de forma adecuada diariamente, puesto que el cuerpo no la puede almacenar.

El agua es primordial para la vida, no hay otra sustancia involucrada en tantas funciones. Las reacciones químicas del organismo se llevan a cabo en un medio acuoso; el agua contribuye al buen desempeño de todas las células; transporta nutrientes y sustancias orgánicas en el sistema circulatorio; es un vehículo para excretar productos de desecho y eliminar toxinas a través de los sistemas cardiovascular, renal y hepático; lubrica y proporciona soporte estructural a los tejidos y las articulaciones; mantiene la humedad en la piel y previene el estreñimiento. Otra función a destacar es la termorregulación debido a que su elevada capacidad calorífica le permite intercambiar calor con el medio exterior y minimizar las variaciones de temperatura para no afectar la salud.

El agua en el organismo

El agua es el principal componente del cuerpo humano. Al nacer el contenido total corporal de agua es 75%, pero disminuye a lo largo de los años hasta representar alrededor de 60% del peso en los hombres adultos y de 50 a 55% en las mujeres.

Se distribuye por el cuerpo entre dos compartimientos principales: intracelular y extracelular. El compartimiento intracelular es el mayor y representa aproximadamente dos tercios del agua corporal; el extracelular, que corresponde aproximadamente a un tercio del agua corporal, incluye el líquido plasmático y el líquido intersticial, es decir, el líquido entre las células.

El porcentaje del agua en los órganos y tejidos es muy elevado, excepto en el tejido adiposo, que tiene un contenido de solamente 10%, a diferencia del 76% de los músculos. En la siguiente tabla se muestra la participación aproximada del agua en algunos órganos.

Órgano/Tejido	% agua
Cerebro	75
Corazón	79
Pulmones	79
Riñón	83
Hígado	68
Intestino	75
Esqueleto (huesos)	22
Sangre	83
Piel	72
Músculo	76
Tejido adiposo	10

El proceso de absorción del agua es muy rápido, cinco minutos después de ser ingerida aparece en el plasma y en la sangre.

Balance hídrico

El balance entre las entradas y salidas de fluidos se conoce como balance hídrico, y es de gran importancia, pues cualquier alteración puede ser peligrosa para el individuo, por ello el equilibrio es fundamental para mantener constante el contenido de agua en el organismo.

El aporte de agua procede de tres fuentes principales:

• Consumo de líquidos, agua y otras bebidas.

• La contenida en los alimentos sólidos; casi todos contienen agua, especialmente las verduras y frutas, pues entre 80 y 95% de su peso total es agua.

• Las pequeñas cantidades que se producen en el organismo por los procesos metabólicos de proteínas, grasas e hidratos de carbono.

Las pérdidas de agua se derivan de las siguientes funciones del organismo:

• Tracto respiratorio (respiración)

• Tracto gastrointestinal (heces)

• Piel (transpiración y sudor)

• Riñones (excreción de orina)

Las pérdidas aumentan considerablemente cuando se produce una mayor sudoración como consecuencia del calor ambiental, humedad elevada, actividad física (sobre todo de larga duración e intensa), aire acondicionado, calefacción, y en situaciones de diarrea, infección, fiebre o alteraciones renales. En promedio un adulto sano pierde 2.6 litros diarios de agua.

Medios	Pérdidas hídricas diarias (litros)
Riñones	1.5
Vías respiratorias	0.4
Sistema gastrointestinal	0.2
Piel	0.5
Total	2.6

Una ingestión elevada de agua por lo general no ocasiona problemas fisiológicos en una persona sana, pues los riñones eliminan el exceso con facilidad y de manera rápida en forma de orina. En cambio, una ingestión baja puede generar graves problemas de salud.

Requerimientos en diferentes etapas de la vida

En el año 2010, la Autoridad Europea de Seguridad Alimentaria estableció estándares de requerimientos de líquido por edades, géneros y condiciones, como se muestra en la tabla. Los cálculos consideran una contribución equivalente a 20% de las necesidades hídricas por parte de alimentos y a 80% por la ingestión de líquidos, preferentemente agua.

- Se cuantifica el número de vasos de 250 ml que deben tomarse diariamente y se redondean las cifras.

- Los requerimientos hídricos mostrados en la tabla aumentan en ciertas condiciones como actividad física prolongada o intensidad vigorosa, climas cálidos, alta humedad ambiental, consumo elevado de fibra, vuelos especialmente largos, padecimientos como diarrea, etcétera.

- Los individuos sanos tienen una gran capacidad para excretar el exceso de agua, entre 0,7 y 1 litros/hora.

- Los grupos de bebes y niños, adultos mayores, mujeres en periodos de embarazo y lactancia se consideran como poblaciones vulnerables por su sensibilidad a la deshidratación.

Población	Género	Edad	Mililitros por alimentos	Mililitros bebidas	Suma alimentos y líquidos	Vasos agua 250 ml
Bebé	Ambos	0-6 meses	600-800 leche		600-800	
Bebé	Ambos	6-12 meses	800 leche	200	1 000	1
Niño	Ambos	1-2 años	220-240	880-960	1 100-1 200	4
Niño	Ambos	2-3 años	240-260	960-1 040	1 200-1 300	4
Niño	Ambos	4-8 años	320	1 280	1 600	5
Niño	Mujer	9-13 años	380	1 520	1 900	6
Niño	Hombre	9-13 años	420	1 680	2 100	7
Adolescente	Mujer	14-20 años	400	1 600	2 000	7
Adolescente	Hombre	14-20 años	500	2 000	2 500	8
Adulto	Mujer	20-60 años	400	1 600	2 000	7
Adulto	Hombre	20-20 años	500	2 000	2 500	8
Adulto mayor	Mujer	> 60 años	400	1 600	2 000	7
Adulto mayor	Hombre	> 60 años	500	2 000	2 500	8
Embarazo	Mujer		460	1 840	2 300	8
Lactancia	Mujer		520-540	2 080-2 160	2 600-2 700	9

Bebes y niños

El contenido corporal de agua al nacer es de alrededor de 75%, pero disminuye hasta 60% en la edad adulta. Los bebés amamantados exclusivamente no necesitan un consumo adicional de agua aun en condiciones de temperatura ambiental alta. Por diversas condiciones fisiológicas propias del bebé y su falta de capacidad para expresar su sed, la deshidratación puede ocurrir rápido e incluso puede resultar mortal, por lo que se debe estar alerta a cualquier síntoma.

Como parte de su educación nutricional, a los niños se les debe enseñar a hidratarse de manera saludable, facilitarles el acceso al agua simple, orientarlos para que prefieran las bebidas no calóricas, preferentemente agua, pues diversos estudios señalan la importancia de su consumo para disminuir el sobrepeso y la obesidad.

Adultos mayores

Su hidratación debe ser en cantidades similares a la de los adolescentes y adultos. Esta población es vulnerable debido a diversos factores: conforme envejecemos, el contenido de agua en el cuerpo disminuye, hay menor percepción de la sed, los riñones pierden capacidad para concentrar la orina y retener agua en caso de necesidad, se tiene menor movilidad, dificultad para deglutir, incontinencia urinaria, etc., lo cual aumenta el riesgo de deshidratación, una de las principales causas de que los adultos mayores sean hospitalizados.

La deshidratación también se ha asociado con varias causas de morbilidad como deterioro cognitivo, confusión aguda, caídas y estreñimiento, por ello es primordial crear conciencia de la importancia de la hidratación en los adultos mayores, sus familiares y cuidadores.

Embarazo y lactancia

La mujer suele modificar sus hábitos nutricionales tanto en el periodo de embarazo como durante la lactancia, pues una hidratación saludable es fundamental para ellas y los bebes en estas etapas. El peso corporal aumenta alrededor de 12 kg durante el embarazo, de ellos entre 6 y 9 litros son agua debido a que:

- aumenta el volumen plasmático (principalmente agua).

- 85% de la placenta es agua.

- el feto está formado por entre 70 y 90% de agua.

También en el periodo de lactancia es necesario aumentar el consumo de agua, pues hay que compensar las pérdidas por la producción de leche materna, la cual contiene 88% de agua.

La Autoridad Europea de Seguridad Alimentaria (EFSA) recomienda incrementar la ingestión de líquidos, durante el embarazo y la lactancia como se muestra en la tabla ya citada.

Hidratación saludable

La forma más sencilla de identificar el estado de hidratación es mediante el color de la orina: si el color es amarillo pálido o color paja, la hidratación es óptima, y cuanto más oscuro sea el color, más concentrada estará la orina y más deshidratada la persona. El Profesor Lawrence E. Armstrong elaboró un gráfico de colores de la orina para comparar los grados de hidratación/deshidratación. El gráfico está registrado, si bien puede verse en internet.

La adopción de hábitos de hidratación saludables no es únicamente un problema de "cuánto beber", sino también de la calidad de lo que bebemos. Una ingesta excesiva y regular de bebidas que contienen azúcar aumenta la ingesta energética y propicia el desarrollo de sobrepeso, obesidad, diabetes mellitus y enfermedades metabólicas.

El agua natural es la bebida más saludable y recomendable para satisfacer las necesidades diarias de líquidos, no proporciona calorías, ni tiene efectos adversos en individuos sanos; es necesaria para las funciones fisiológicas normales del metabolismo, y aporta minerales esenciales como calcio, magnesio y fluoruro. Lo óptimo es adoptar el hábito de beber agua desde niños, o tratar de desarrollarlo en forma gradual. Algunas sugerencias prácticas son:

- Al despertar tomar un vaso de agua para reponer las pérdidas por sudor durante la noche.

- Establecer un horario para hidratarse facilita el hábito. Puede ser cada 1 o 2 horas, antes y después de los alimentos incluyendo las colaciones, etcétera.

- Unas horas antes de dormir conviene disminuir la ingestión de bebidas con el fin de evitar levantarse durante la noche para ir al baño.

- Pueden agregarse unas rodajas de limón o naranja, menta o hierbabuena.

- Llevar siempre una botella o termo con agua.

- Tomar agua entre comidas puede disminuir el hambre, y ayuda a mantener un peso saludable.

- Distinguir las necesidades, pues en ocasiones se confunde la sed con hambre.

- Recordar que en reuniones y restaurantes el agua siempre es una alternativa.

- Aumentar la ingesta y cantidad de líquidos en climas cálidos y niveles de humedad elevados.

- Recordar que en los aviones se sufre una mayor deshidratación que necesita compensarse.

- Saber que la hidratación de un deportista se trata por separado.

Jarra de bebidas

Es común que personas que desean reducir de peso tengan un mal conocimiento de las calorías extra que aportan diversas bebidas como los jugos de frutas, la leche (en especial la entera), los refrescos y desde luego las bebidas alcohólicas. Una forma práctica y sencilla de elección es apoyarse en la "jarra de bebidas", desarrollada por un grupo de expertos de la Secretaría de Salud con el objeto de orientar a la población mexicana sobre el consumo de bebidas; es una versión similar al "Plato del bien comer", que clasifica las bebidas en seis niveles de acuerdo con criterios de:

- contenido energético y valor nutritivo

- beneficios y riesgos para la salud

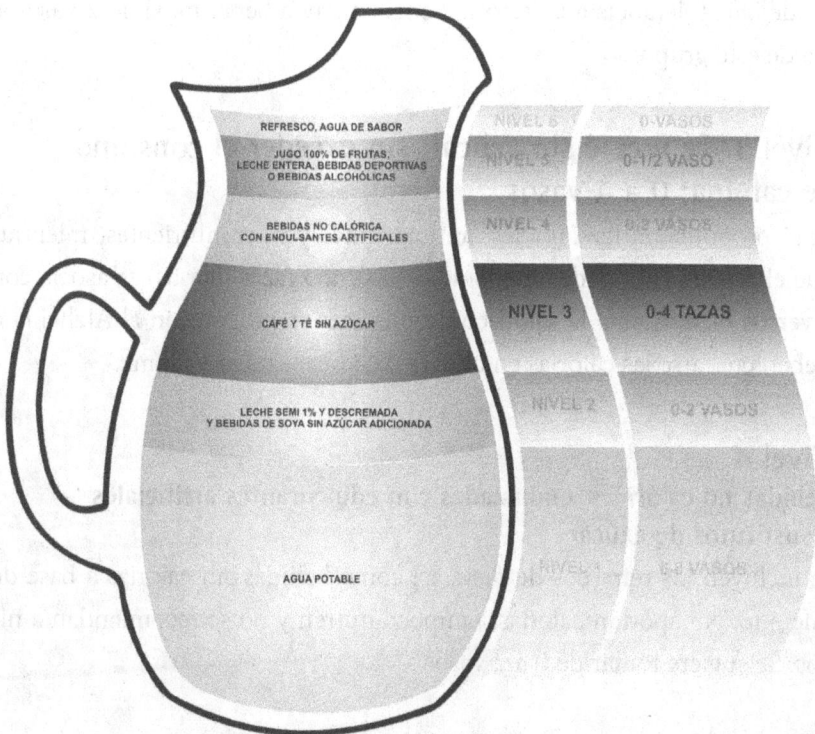

REFRESCO, AGUA DE SABOR — NIVEL 6 — 0 VASOS

JUGO 100% DE FRUTAS, LECHE ENTERA, BEBIDAS DEPORTIVAS O BEBIDAS ALCOHÓLICAS — NIVEL 5 — 0-1/2 VASO

BEBIDAS NO CALÓRICA CON ENDULSANTES ARTIFICIALES — NIVEL 4 — 0-2 VASOS

CAFÉ Y TÉ SIN AZÚCAR — NIVEL 3 — 0-4 TAZAS

LECHE SEMI 1% Y DESCREMADA Y BEBIDAS DE SOYA SIN AZÚCAR ADICIONADA — NIVEL 2 — 0-2 VASOS

AGUA POTABLE — NIVEL 1 — 6-8 VASOS

Nivel 1. Agua simple

Es la elección más saludable, la bebida recomendada para satisfacer las necesidades cotidianas de líquidos; no proporciona calorías, es indispensable para el metabolismo y diferentes funciones fisiológicas del organismo, incluye algunos minerales esenciales como magnesio y calcio y no tiene efectos perjudiciales a la salud cuando se ingiere en los intervalos adecuados. La cantidad varía de acuerdo con las sugerencias la Autoridad Europea de Seguridad Alimentaria, mostradas en la Tabla.

Nivel 2. Leche descremada y bebidas de soya sin azúcar

Este nivel es muy importante por incluir la leche, un alimento completo que contiene nutrimentos esenciales como proteínas, vitaminas y minerales, entre los que destacan las vitaminas A y D, además de ser la fuente principal de calcio. Para las personas que no desean tomar leche de vaca, la leche de soya representa una buena opción, como lo es el yogurt para los de baja tolerancia a la lactosa. Se recomienda beber máximo 2 vasos al día de este grupo.

Nivel 3. Té y café sin azúcar, sin exceder el consumo de cafeína: 0 a 4 vasos

El té proporciona flavonoides, antioxidantes y micronutrientes, mientras que el café en cantidades moderadas (de 2 a 3 tazas diarias) se asocia con diversos beneficios a la salud como una menor propensión al Alzheimer. Deben cuidarse las calorías en caso de añadirse azúcar y crema.

Nivel 4
Bebidas no calóricas, endulzadas con edulcorantes artificiales o sustitutos de azúcar

Se incluyen los refrescos de dieta así como bebidas sin calorías a base de café o té. No aportan calorías, tampoco nutren y no se recomiendan a niños. Se sugiere tomar de 0 a 2 vasos.

Nivel 5. Jugos de frutas naturales, leche entera, bebidas deportivas y bebidas alcohólicas

Las bebidas de este grupo deben limitarse, pues tienen un alto valor calórico, se sugiere no exceder medio vaso al día.

> Jugos de frutas: proveen nutrientes, pero tienen un alto contenido energético y bajo aporte de fibra.
>
> Leche entera: no se recomienda por contener grasa saturada y mayor densidad energética.
>
> Leche de sabores, "lechitas": tienen un alto contenido energético, además de grasas saturadas.
>
> Bebidas deportivas: están formuladas como complemento de la hidratación con agua, cuando las condiciones de la actividad física son muy demandantes, ya sea en duración o intensidad vigorosa.
>
> Vino: en cantidad moderada, una copa en el caso de mujeres y dos en el de los hombres, preferentemente con las comidas.

Nivel 6. Refrescos, concentrados de jugos y otras bebidas altas en azúcares

Proporcionan excesivas calorías y pocos beneficios nutricionales. Deben consumirse ocasionalmente.

Riesgos por deshidratación e hidratación inadecuada

La deshidratación o déficit de agua corporal modifica la capacidad del organismo para mantener una condición estable (homeostasis) en situaciones fuera de lo normal: enfermedad, ejercicio físico y condiciones climáticas, cuando hay riesgo de afectar la salud, sobre todo de niños, adultos mayores y deportistas.

Señales de deshidratación:

• Orina obscura, muy concentrada

• Boca seca, poco apetito

• Sed exagerada

• Mareos y somnolencia

• Dolor de cabeza

• Sin lagrima al llorar, especialmente en bebes

• Debilidad y fatiga

Es un grave error esperar demasiado tiempo si se observan algunos de los síntomas anteriores, la pérdida de 10% de agua puede ser mortal. Durante la deshidratación la temperatura corporal aumenta, se pierde agua y también nutrimentos inorgánicos como sodio y potasio, los cuales son esenciales para el funcionamiento del organismo.

Funciones cognitivas

El cerebro humano está compuesto por 75% de agua. Parece lógico, pues, que la deshidratación tenga tal efecto en las funciones cognitivas y el estado de ánimo.

Varios estudios realizados en personas sanas analizaron los efectos de la deshidratación inducida sobre el rendimiento cognitivo y la función motora: la fatiga, el estado de ánimo, el tiempo de reacción, la memoria a corto y largo plazo, la atención, etc. La deshidratación del 2% es suficiente para afectar funciones cognitivas tales como concentración, estado de alerta, memoria a corto plazo, entre otras.

Cálculos renales

Hay datos que indican una mayor incidencia de cálculos renales en áreas geográficas de clima cálido, como el caso de Arabia Saudita donde más de

20% de la población los desarrolla, en comparación con el riesgo de 12 a 13% en Estados Unidos de América y de 5 a 10% en Europa. La información también manifiesta una mayor incidencia de casos durante el verano.

Numerosos estudios avalan los efectos benéficos de una mayor ingestión de líquidos para prevenir cálculos renales; cuando aumenta la hidratación de estos pacientes se propicia que se reduzca la concentración de las sustancias implicadas en la formación de cálculos. El objetivo es lograr un volumen superior a los 2 litros de orina, además de llevar un estilo de vida saludable.

Hidratación del deportista

Durante la actividad física el organismo pierde muchos líquidos por el proceso de sudoración, pues requiere mantener la temperatura en 37 °C y para lograrlo evapora agua a través de la piel. La cantidad de sudor aumenta con la intensidad del ejercicio, pero también con la temperatura y la humedad ambiental.

En realidad el agua que se pierde en forma de sudor provoca una pérdida de peso temporal que se recupera al rehidratarse, lo cual es importante, pues el agua interviene en otros mecanismos como transportar los glóbulos rojos con oxígeno a los músculos, eliminar el anhídrido carbónico a través de la respiración y regular la presión arterial para el buen funcionamiento de la circulación y del corazón.

Es común la creencia de que sudar mucho durante el ejercicio ayuda a perder más peso, o que sudar más significa perder más peso. De hecho la tasa de sudoración es diferente en cada persona, hay quienes incluso tienen una "sudoración salina", la cual se detecta con una playera negra en la cual se observan manchas blancas. En casos de alta sudoración se debe aumentar el consumo de líquidos.

El sudor está compuesto por agua, en su inmensa mayoría, y nutrientes, principalmente sodio y cloro, y en cantidades pequeñas potasio, magnesio, calcio, hierro, cobre y cinc; además no contiene grasa. La pérdida

elevada de sodio y potasio es factor para la aparición de calambres musculares; las bebidas deportivas, por su contenido de nutrimentos inorgánicos,
pueden ayudar a evitarlos.

Algunas prácticas como el uso de fajas o sudaderas para aumentar la
sudoración durante el ejercicio con la idea de aumentar la pérdida de peso
son contraindicadas, ya que aumentan la temperatura corporal y provocan
una deshidratación excesiva, la cual se recupera al hidratarse sin que se
pierda peso adicional.

La actividad física incrementa los requerimientos de agua de forma
paralela a la pérdida de sudor. Si este aumento no se satisface el organismo
puede entrar en estado de deshidratación. Diversos estudios consideran que
una deshidratación por arriba de 2% de la masa corporal causa un bajo
desempeño en el ejercicio. Se recomienda beber antes, durante y después
del ejercicio el volumen suficiente de líquidos para recuperar las pérdidas de
agua; en ejercicios con duración menor a una hora, el agua es suficiente
para cubrir las necesidades del organismo.

La deshidratación aumenta el ritmo cardiaco y la temperatura corporal, y el corazón tiene que trabajar a un ritmo mayor cuando el volumen de
plasma se reduce para mantener el suministro de oxígeno y nutrientes a los
músculos. También afecta el rendimiento y aumenta el riesgo de sufrir un
golpe de calor, pero beber demasiada agua puede ser molesto o perjudicial,
como en el caso de la hiponatremia, un trastorno hidroelectrolítico defini-
do como la reducción de la concentración de sodio en la sangre por debajo
de 135 mmol/l. El sodio es un electrolito importante cuya concentración
en el plasma sanguíneo es regulada con gran precisión mediante diferentes
mecanismos. Ha habido casos en pruebas de larga duración e intensidad,
como maratones, en que al no reponer los electrolitos perdidos en el sudor
e ingerir exclusivamente agua, los atletas han provocado la dilución de los
niveles de sodio por debajo de los límites mínimos, hasta llegar incluso a
la muerte.

De ahí la conveniencia, en sesiones prolongadas o muy intensas, de
combinar la hidratación de agua con las llamadas bebidas deportivas, dise-
ñadas para reemplazar tanto el agua como los minerales perdidos a través

del sudor y la respiración. Las bebidas deportivas o isotónicas ayudan a la recuperación y a mejorar el rendimiento deportivo. Se denominan así porque contienen azúcares y nutrimentos inorgánicos similares a los que encontramos en la sangre; este es su principal beneficio, ya que el intestino los absorbe y pasan a la sangre muy rápido para mejorar la hidratación y mantener la funcionalidad digestiva.

Es importante diferenciar las bebidas isotónicas de las bebidas energizantes o estimulantes, que contienen elementos que excitan al sistema nervioso como cafeína, azúcares, vitaminas, y cuya finalidad es aumentar el nivel de atención o disminuir el cansancio o el sueño. Estos productos son hipertónicos y producen efectos no deseados a nivel de hidratación, además de propiciar diarreas, aumento en la producción de orina y el famoso efecto diurético, por lo que deben evitarse.

La adecuada hidratación en la actividad física se descuida a menudo. Algunos puntos complementarios son:

- El agua es la principal aliada para evitar la deshidratación y el aumento de la temperatura corporal.

- No se debe esperar a tener sed, es recomendable beber agua 1 a 2 horas antes del ejercicio.

- Es fundamental mantenerse hidratado, por lo que se deben tomar líquidos antes, durante y después del ejercicio.

- Realizar pausas cada 15 o 20 minutos durante la actividad para beber pequeños tragos de agua.

- Después de la actividad física, beber tanta cantidad de agua como peso se ha perdido.

- Para conocer la pérdida de agua durante el ejercicio y conocer la cantidad de líquido a reponer, hay que pesarse antes y al terminar: si la pérdida es 1 kg, tomar 1 litro de agua.

- En ambientes calurosos, arriba de 25°C, es recomendable tomar una bebida con sales minerales o una bebida deportiva.

- Si se hace actividad física por más de 1 hora es conveniente consumir bebidas deportistas y alternarlas con agua simple.

- No beber más de 1 litro de agua cada hora, pues el organismo no es capaz de absorberla, se queda en el estómago y dificulta el ejercicio.

- Comer una fruta después de la actividad física es muy positivo por su aporte de agua e hidratos de carbono.

- Si no se realiza actividad física es preferible no consumir bebidas con azúcares (glucosa, fructosa, etc.), pues aumentan los niveles de insulina y triglicéridos sanguíneos, y son un factor de riesgo para el desarrollo de diabetes y sobrepeso.

- Una adecuada hidratación lubrica las articulaciones y órganos, y disminuye el riesgo de lesiones.

PERCEPCIÓN DE LOS HÁBITOS DE HIDRATACIÓN

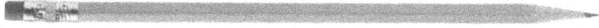

Las siguientes preguntas ayudan a valorar los hábitos de hidratación para planear acciones correctivas.

① **¿Cómo es el volumen de bebidas diario?**

Menor al recomendado ☐   El recomendado ☐
Mayor al recomendado ☐

② **La ingestión de agua simple del total de las bebidas representa:**

Menos de 30% ☐   Entre 30 y 60 % ☐   Arriba de 60% ☐

③ **¿Existen algunas bebidas que debo moderar o eliminar?**

Ninguna ☐   Moderar ☐   Eliminar ☐

④ **¿Cuando hago ejercicio me hidrato en forma adecuada?**

Casi nunca ☐   Algunas veces ☐   Casi siempre ☐

Manejo del estrés

Cómo entender el estrés

"Estoy estresado" es una de las frases más escuchadas en la actualidad, parece que todo el mundo está en una situación permanente de agobio y falta de control por los problemas cotidianos. Entender la forma de manejar el estrés es muy importante para el bienestar físico y emocional, y debe convertirse en un proceso continuo y no únicamente en un conjunto de estrategias para tiempos difíciles, pues si no se actúa de forma oportuna tal vez la situación se salga de control.

El estrés no es necesariamente negativo, es más, gracias a él hemos sobrevivido a múltiples peligros desde hace miles de años. Es una reacción natural, no sólo de los humanos sino de los animales en general, por la cual el organismo se activa mediante una descarga masiva de hormonas como la adrenalina y el cortisol para alejarse de un peligro o bien optar por encararlo, reacciones conocidas como "de huida o enfrentamiento".

Hay una gran variedad de definiciones del estrés, un par de ellas son:

- Es la respuesta natural del organismo ante una situación percibida como amenazante. Esta reacción ocurre en los estratos físico, emocional y mental.

• Es la respuesta de cada persona ante las situaciones que se le presentan.

Con frecuencia el estrés se entiende como el resultado de eventos en la vida, y esto no es así, sino que es la forma particular en que cada individuo los percibe y afronta, pues algunas situaciones que resultan estresantes para una persona pueden no serlo para otras.

Un adecuado nivel de estrés puede resultar hasta gratificante, como cuando alguien disfruta subir a la montaña rusa, ver una película de misterio o terror, participar o asistir a competencias deportivas. A mucha gente la tensión le hace sentir más actividad y mayor energía, incluso algunas personas eligen llevar una vida con un elevado nivel de estrés, como corresponsales de guerra, toreros, pilotos de Fórmula 1 y aficionados a deportes extremos, por citar algunos.

Es un hecho que el estrés es parte de la vida y resulta imposible erradicarlo, lo importante es aprender a controlarlo, hacerlo un "amigo" y obtener los beneficios de un buen manejo.

Tipos de estrés

Desde una perspectiva psicológica hay dos tipos de estrés: "bueno", llamado eustrés, y "malo", conocido como distrés.

El eustrés puede derivarse de acontecimientos agradables: el nacimiento de un hijo, concluir una carrera profesional, enfrentarse a un peligro y salir victorioso, viajar a países desconocidos o educar a los hijos, todo lo cual puede ser emocionante, llenar de energía, estimular y motivar a realizar las actividades de manera eficiente. Los músculos se fortalecen, mejora el funcionamiento cardiovascular, la mente se agudiza y muy probablemente se beneficie el sistema inmunológico.

En contraste, el distrés en ocasiones es perjudicial para la salud física y emocional del individuo, en especial cuando es crónico o de largo plazo, a diferencia del estrés agudo o de corto plazo.

El estrés agudo consiste en episodios muchas veces repentinos, con duración de segundos o minutos, en los que se disparan los niveles de adrenalina y cortisol en la sangre como respuesta a una emergencia. Una vez controlada la situación, el cuerpo se relaja y gradualmente la frecuencia cardiaca y la tensión arterial vuelven a la normalidad. Las causas pueden ser la proximidad de un accidente de tránsito, escuchar un ruido anormal en la casa, un grito de angustia o el ladrido inesperado de un perro.

Pero el estrés con verdadero efecto negativo en la salud es el crónico. Se origina por situaciones adversas con tendencia a perpetuarse; su intensidad puede ser menor comparada con los casos de estrés agudo, sin embargo, el organismo se va minando a lo largo del tiempo y el resultado se ve reflejado en la salud del individuo. Ejemplos de estrés crónico son la atención durante varios meses o años a la salud de un familiar, un trabajo poco motivador o situaciones económicas difíciles de resolver, pues en estos casos el individuo se encuentra viviendo al límite de su capacidad, en un estado de insatisfacción permanente, por lo que en ocasiones deja de resistir y "revienta".

Una de las consecuencias frecuentes del estrés crónico es la tendencia del individuo a descuidarse en forma notoria: come en exceso y de forma poco saludable, duerme mal, tiende al tabaquismo y al alcoholismo y abandona el hábito de hacer ejercicio. Cuando al final se suman los efectos negativos el resultado es muy dañino para la salud.

Trastornos ocasionados por el estrés crónico

El estrés crónico es factor de diversas enfermedades, y también puede ser el detonante y agravar padecimientos existentes. Entre los trastornos ocasionados por el estrés crónico se encuentran los siguientes:

- En el sistema inmune. La hormona cortisol, producida en los eventos de estrés, debilita al sistema y propicia una mayor susceptibilidad a resfriados e infecciones virales y bacterianas.

- Enfermedad cardiovascular. El riesgo aumenta durante los eventos de estrés crónico, pues los niveles de cortisol se incrementan, el corazón late más rápido y se elevan la frecuencia cardiaca, los niveles de colesterol y triglicéridos, todo lo cual propicia tanto infartos como accidentes cerebro-vasculares.

- Sistema digestivo. Son frecuentes el dolor de estómago y la diarrea debido al retraso de ácido estomacal y al vaciamiento del estómago derivado del exceso de las hormonas del estrés.

- Sistema nervioso. Favorece trastornos como la depresión y la ansiedad, los cuales tienden a agravarse en personas susceptibles a ellos.

- Piel. Puede agravar trastornos como acné y psoriasis.

- Asma. Propicia ataques de asma debido a que las vías respiratorias son hiperreactoras.

- Dolores crónicos. Los casos de artritis y lesiones en la espalda tienden a aumentar.

Causas frecuentes del estrés

Se reitera: el estrés deriva de la respuesta de cada individuo a los eventos de la vida, y no es originado por dichos eventos. Las causas más frecuentes son muchas y muy variadas, algunas son:

- Relaciones personales. Las interacciones entre padres e hijos, hermanos, marido y mujer, suegros, cuñados, etc., suelen ser complejas si, por ejemplo, los padres están separados o divorciados, los hijos son de matrimonios diferentes, los abuelos viven con la familia y un sinnúmero de situaciones que pueden propiciar sucesos estresantes entre los involucrados.

- Temas de salud. Cuando los miembros de una familia o comunidad gozan de buena salud se simplifica la convivencia; desafortunadamente este tema se ha descuidado y son muchos los casos de familias con un miembro diabético, obeso, un adulto mayor que requiere cuidados especiales, etcétera.

- Fallecimientos o enfermedades de personas allegadas. La muerte reciente o próxima de un ser querido afecta las emociones y puede ser causa de estrés para ciertos individuos.

- Días de trabajo extensos y agotadores. Pasar demasiadas horas en la oficina, jornadas extenuantes, poca oportunidad de recuperación o tiempos de traslado demasiado largos pueden hacer mella en algunas personas y provocarles estrés crónico.

- Manejo de las prioridades y del tiempo. Existen muchos casos de personas esclavas del reloj, que desean hacer en el día el mayor número de cosas posible y fijan expectativas irreales. Hay quienes a las 8 de la mañana ya se sienten desbordados por llegar tarde a los compromisos, se abruman y se provocan sentimientos de ineficiencia y frustración.

- Preocupaciones financieras. Cumplir con los pagos programados, pagar las colegiaturas de los hijos, a veces estando desempleado o en espera de la respuesta de una solicitud de trabajo son aspectos que suelen concentrar la mente en el problema económico y favorecer el estrés.

- Falta de equilibrio en la vida. Ya sea entre el trabajo y la familia, las amistades y la familia, o el trabajo y los pasatiempos; en suma, falta de balance y desequilibrios en aspectos prioritarios.

La vulnerabilidad al estrés inicia desde la niñez, pues se observa una mayor propensión en los adultos que estuvieron expuestos a él en su infancia: un niño con la preocupación constante de llegar a tiempo a su escuela para ingresar sin ser sancionado tenderá a conservar sentimientos de angustia y estrés en su etapa adulta.

Signos de alerta

No siempre es fácil reconocer los síntomas del estrés, en ocasiones se presentan cambios graduales que se interpretan como un mal pasajero sin importancia. Hay signos y síntomas físicos, psicológicos y conductuales.

Físicos:

Dolor de cabeza	Rechinar de dientes	Garganta seca e irritada
Mandíbulas apretadas	Dolor de pecho	Falta de aire
Latidos intensos	Presión arterial alta	Dolores musculares
Indigestión	Estreñimiento o diarrea	Aumento de sudoración
Manos frías sudorosas	Fatiga	Insomnio
Enfermedad frecuente	Variación del peso	Disfunción sexual

Psicológicos

Ansiedad	Irritabilidad	Depresión
Sensación de muerte	Pensamiento lento	Ideas desbocadas
Sensación de impotencia	Sensación de desesperanza	Sensación de inutilidad
Sensación de falta de rumbo	Sensación de inseguridad	Tristeza
Actitud defensiva	Enojo permanente	Hipersensibilidad
Apatía	Cambios de humor	Sentimientos de culpa

Conductuales

Impaciencia	Comer en exceso	Falta de apetito
Discutir mucho	Posponer acciones	Fumar excesivamente
Aumento de alcohol o droga	Aislamiento	Ignorar responsabilidades
Agotamiento	Disminución de rendimiento	Higiene deficiente
Cambio de práctica religiosa	Modificación de relaciones	Baja en el desempeño laboral
Alteración del sueño	Poco interés en el sexo	

Estrés laboral y *burn-out*

Se denomina estrés laboral al conjunto de reacciones emocionales, cognitivas, fisiológicas y del comportamiento del trabajador ante los aspectos adversos y nocivos originados por el entorno y por la organización del trabajo.

El estrés laboral es un fenómeno cada vez más frecuente en la sociedad, pues las condiciones en el trabajo han cambiado drásticamente en las últimas décadas. Efectos percibidos como amenazadores derivan de la aparición de nuevos actores como: la globalización, que ejerce presiones en los países y organizaciones para lograr costos competitivos, los recortes de personal, las fusiones de empresas, la necesidad de realizar las mismas o más tareas con menos personal, la integración de la mujer al trabajo, los largos tiempos de traslado en las ciudades grandes y muchos otros que afectan el bienestar físico y psicológico del trabajador y deterioran el clima organizacional.

Este tipo de estrés influye negativamente en las relaciones interpersonales, el rendimiento y la productividad; propicia ausentismo laboral, accidentes de trabajo, enfermedades e incapacidad, y genera costos en ocasiones ocultos a la organización.

En casos extremos el trabajador sufre, por ejemplo, desmotivación continua, percibe interminables las jornadas de trabajo que, al sumarse, pueden generar el síndrome de *burn-out*, que se interpreta como estrés excesivo en el trabajo. Esto se ha observado en trabajadores con obligación permanente de atender las reclamaciones de clientes, o atendiendo a enfermos en hospitales.

Manejo proactivo

Resulta contraproducente "esconderse" del estrés; al contrario, debe afrontarse en forma proactiva, lo cual es mucho más benéfico. Algunas sugerencias son:

1. Identificar los estresores personales

Cada persona debe conocer sus estresores más comunes. Pueden estar relacionados con factores externos como trabajo, familia, comunidad y ambiente, o factores internos como expectativas elevadas o irreales, perfeccionismo, actitudes y sentimientos negativos, situaciones de salud, insatisfacción personal por algún motivo, etc. Una vez identificados los estresores, conviene escribirlos.

2. Desarrollar un plan de acción personal

Actuar en forma asertiva y elaborar un plan de acción genera sentimientos positivos para decidirse a enfrentar los estresores previamente identificados.

- Revisar los factores controlables y cuáles están fuera del control personal. Concentrarse en los primeros y analizar las modificaciones que conviene hacer. Respecto a los estresores no controlables, revisar las alternativas y aceptar los hechos.

- Simplificar la vida. En ocasiones se hacen demasiadas actividades, muchas de poca importancia o utilidad. La vida puede volverse innecesariamente complicada.

- Establecer prioridades. Una buena práctica es clasificar los compromisos y actividades en 4 categorías:
  a) Importantes y urgentes, que deben ser los prioritarios,
  b) Importantes, pero no urgentes, se deben atender aunque no de inmediato,
  c) No importantes y urgentes, atenderlos pero respetando su importancia,
  d) No importantes ni urgentes, colocarlos en la lista para cuando llegue su prioridad

Debe evitarse la tendencia a procurar los asuntos urgentes y descuidar los importantes. Hacer una lista de las actividades pendientes facilita priorizarlas en función de la clasificación anterior.

3. Practicar la tolerancia, con uno mismo y con los demás
La falta de tolerancia propicia estrés, en cambio, cuando hay mayor aceptación hacia uno mismo y hacia los demás se fomenta la comprensión y el relajamiento. Los cambios en la vida son constantes, se deben entender de esa forma y procurar asimilarlos.

4. Control de las emociones
En especial las negativas, como el enojo, que puede aumentar gradualmente, impedir un razonamiento objetivo y generar mayor estrés.

El manejo de los "enojos" es una herramienta muy útil. Hay quienes tienden a enojarse demasiado, por mucho tiempo, por causas aparentemente justificables y otras veces sin ellas, esto afecta su salud al grado de propiciar hasta un ataque cardiaco. Desde luego puede justificarse algún tipo de enojo, lo importante es aprender a controlarlos.

5. Pensamientos positivos que ayudan a identificar errores y nuevas alternativas
El diálogo interno es una práctica regular de muchas personas; puede ser positivo, apoyado en la lógica y en la razón, o bien negativo, y fomentar

sentimientos perjudiciales. Propiciar los pensamientos positivos y descartar los de naturaleza negativa requiere práctica y una actitud consciente y permanente de la propia mente. Cada persona es responsable de sus pensamientos, y los estudios señalan el valor de las actitudes positivas en el manejo proactivo del estrés.

6. Aprender a tener un comportamiento asertivo

Definir los objetivos y prioridades personales facilita su planeación, control y acción para alcanzar las metas. No obstante, puede presentarse obstáculos no considerados que provocan estrés. Otro aspecto importante es aprender a decir NO cuando sea lo indicado; no se trata necesariamente de una posición egoísta, pues en ocasiones se accede a peticiones para evitar confrontaciones en vez negarse y, si se requiere, explicar con cortesía los motivos. Cada persona necesita valorar su tiempo y sus objetivos.

7. Reforzar el autocuidado

La actividad física regular, una alimentación saludable, el sueño y descanso apropiado, evitar el tabaco y moderar el consumo de alcohol son prácticas que favorecen la salud física, mental y emocional de las personas, y al mismo tiempo favorecen el manejo del estrés.

8. Tener buen humor, no tomar las cosas ni a uno mismo demasiado en serio, aprender a reír y disfrutar la vida

Procurar relaciones con personas de actitud positiva y sentido del humor ayuda a afrontar situaciones complicadas. El buen estado de ánimo e incluso la risa son mejores consejeros para la resolución de problemas que la tensión y el mal humor. La vida es corta, es mejor tratar de disfrutarla.

9. Realizar ejercicios de relajación, procurar esparcimientos y efectuar pausas en las rutinas

La relajación es una de las mejores prácticas para lograr el balance y equilibrio ante los retos cotidianos. Una respiración tranquila, pausada y consciente propicia pensamientos más claros, asertivos y favorece la paz interior. Los ejercicios de respiración pueden iniciar una sesión de meditación que, aunque sea de unos cuantos minutos, resulte suficiente para retomar las actividades con un espíritu renovado. Esparcirse con una breve lectura o escuchar música ayuda al descanso mental y emocional.

10. Ayuda profesional

Es un apoyo que no es signo de debilidad, significa madurez y aceptación, reconocimiento de los límites que todo humano tiene. Cuando se sufre una situación de estrés crónico, o bien se tienen manifestaciones graves como pánico, es aconsejable la asesoría y el apoyo externo de alguien calificado. La llamada "ceguera de taller" se presenta cuando algo resulta tan normal y cotidiano que se pierden de vista los elementos relevantes de interés, de ahí la importancia del diagnóstico profesional.

11. Tener paciencia y practicar las nuevas conductas y hábitos con tiempo y perseverancia

Adoptar las diez recomendaciones anteriores requiere una buena dosis de paciencia y práctica. Como cualquier cambio o modificación de hábitos, toma tiempo mejorarlos y perfeccionarlos. Lo más importante es contar con el conocimiento para lograr un mayor y mejor control del estrés.

Manejar adecuadamente el estrés es vital para el bienestar físico y emocional, no sólo es un conjunto de estrategias para los tiempos difíciles, sino un proceso continuo útil en el día a día.

PERCEPCIÓN DEL NIVEL DE ESTRÉS

El presente cuestionario le ayudará a valorar y conocer su manejo de estrés, para que pueda emprender las acciones necesarias para mejorar su control.

Asigne 1 punto a sus respuestas de la izquierda, 2 a las centrales y 3 a la de la derecha. Al finalizar sume los puntos; los resultados indican:

Más de 25: un excelente manejo proactivo del estrés.

Entre 20 y 25: está en proceso de mejorar su manejo del estrés.

Entre 15 y 20: se sugiere hacer un esfuerzo mayor para mejorar su manejo.

Menos de 15: busque opciones como una asesoría profesional para disminuir los riesgos del estrés.

① **¿Me siento ansioso porque no me alcanza el tiempo?**

Frecuentemente ☐   Ocasionalmente ☐   Casi nunca ☐

② **¿Me preocupa lo que pueda suceder en el futuro?**

Frecuentemente ☐   Ocasionalmente ☐   Casi nunca ☐

③ **¿Olvido citas o actividades que debo realizar?**

Frecuentemente ☐   Ocasionalmente ☐   Casi nunca ☐

④ **¿Respondo de modo agresivo a personas que difieren de mi punto de vista?**

Frecuentemente ☐   Ocasionalmente ☐   Casi nunca ☐

⑤ **¿Siento tensión en los músculos del cuerpo?**

Frecuentemente ☐ Ocasionalmente ☐ Casi nunca ☐

⑥ **¿Tengo sueño ligero, me cuesta trabajo dormir y me despierto con facilidad?**

Frecuentemente ☐ Ocasionalmente ☐ Casi nunca ☐

⑦ **¿Me falta entusiasmo y motivación en mis labores cotidianas?**

Frecuentemente ☐ Ocasionalmente ☐ Casi nunca ☐

⑧ **¿Pierdo con facilidad la paciencia con las personas o las cosas?**

Frecuentemente ☐ Ocasionalmente ☐ Casi nunca ☐

⑨ **¿Siento miedo o temor sin causa aparente?**

Frecuentemente ☐ Ocasionalmente ☐ Casi nunca ☐

⑩ **¿Realizo actividades que me agradan y relajan, como leer, escuchar música, hacer ejercicio, ir al cine, etcétera?**

Casi nunca ☐ Ocasionalmente ☐ Frecuentemente ☐

TOTAL _____

¿Está dispuesto a analizar y en su caso modificar las prácticas que le provocan estrés y que son nocivas para su salud, para así mejorar su bienestar y calidad de vida?

Si ☐ Los analizaré ☐ No por el momento ☐

Sueño

Importancia de dormir

El sueño es esencial para gozar de buena salud, es una necesidad básica del organismo. No dormir bien compromete la capacidad de concentración, el manejo adecuado de las tensiones de cada día, y eleva los riesgos de sufrir accidentes automovilísticos y laborales.

Parece que la sociedad moderna quisiera vivir con poco sueño, existe una propensión a estar disponible en internet, el correo electrónico y los medios de comunicación, y frecuentemente las horas dedicadas al sueño se acortan. Es necesario modificar estas tendencias, reservar un tiempo adecuado para el sueño y organizar nuestra vida bajo la premisa de que al estar saludables se aumentará el desempeño y la eficiencia en cualquier otra actividad.

El ser humano debe dormir aproximadamente un tercio de su vida, de manera que si una persona vive 90 años, 30 de ellos habría dormido. El tiempo que se duerme no es tiempo perdido; por el contrario, dormir es una actividad vital igual que comer o respirar. Hoy sabemos que las personas que duermen poco tienen mayores riesgos de sufrir enfermedades y muerte prematura que quienes duermen el tiempo suficiente y con la calidad adecuada. Así, es claro que dormir pocas horas no es algo para sentirnos orgullosos, sino un factor que se debe atender porque provoca deterioro de la salud.

Teorías del sueño

Varias teorías intentan explicar la importancia de dormir:

a) Teoría reparativa. Establece que durante el sueño se restauran y revitalizan las funciones mentales y corporales del organismo. Algunos estudios han detectado que mientras se duerme se produce una mayor cantidad de hormona de crecimiento, se genera mayor actividad celular que propicia un sistema inmunológico más resistente y renueva en forma más eficiente los tejidos. De ahí se entiende que los individuos que no duermen bien son susceptibles a padecer con mayor frecuencia gripe e infecciones.

b) Teoría evolutiva. Sostiene que al dormir se ahorra la energía que se utilizará en las actividades cotidianas. En el caso de los animales, se piensa que los leones y osos duermen hasta quince horas, pues no tienen que preocuparse demasiado de ataques de otros animales; mientras que los elefantes, con apenas cuatro o cinco horas de sueño, deben estar despiertos para alimentarse y mantener su enorme organismo.

c) Teoría de consolidación del aprendizaje. Menciona que durante el sueño se consolida lo que aprendemos. En un experimento con estudiantes de la Universidad de Berkley, en California, se dividió en dos al grupo que había recibido una cátedra en la mañana, la mitad durmió una siesta al mediodía y la otra mitad no durmió, por la tarde se les examinó y registraron mejores calificaciones aquellos que durmieron la siesta. Se considera que no dormir en una noche puede reducir hasta en 40% la capacidad de aprendizaje.

d) Teoría del almacenamiento de la memoria. Indica que el aprendizaje diario se va almacenando en el hipocampo, región cerebral con forma de caballito localizada en la base del cerebro, y que durante el sueño la información se traslada a la corteza frontal, por lo que al despertar el hipocampo se ha vaciado y puede llenarse con información nueva. Esta teoría establece que dormir es fundamental en el proceso de aprendizaje de las personas.

Ciclos circadianos

El sueño está regulado por el ciclo luz-oscuridad, cuando se duerme de día no se tiene la misma calidad de sueño que durante la noche. El sueño perdido no se recupera y va deteriorando el organismo.

La existencia de los ciclos circadianos es la causa por la cual no sólo los humanos sino también los animales y las plantas están despiertos durante el día y duermen en la noche. La cronobiología es la ciencia encargada de estudiar los ciclos biológicos. La palabra *circadiano* proviene del latín y significa "cerca de un día", se refiere a un periodo generalmente de 24 horas en el que se producen cambios físicos, mentales y de comportamiento en el individuo.

La zona del cerebro llamada núcleo supraquiasmático, localizada cerca de los nervios ópticos, es la encargada de regular los ciclos circadianos. Por su ubicación percibe si es de día o de noche, en cuyo caso le envía una señal a la glándula pineal para que produzca la melatonina, hormona inductora del sueño. El núcleo supraquiasmático es nuestro reloj biológico y determina los periodos de sueño y vigilia; además controla nuestra temperatura y es determinante en la regulación de la producción de leptina (hormona de la saciedad) y de grelina (hormona del apetito), que junto con la serotonina y la hormona del crecimiento norman los patrones de hambre y saciedad, pues no dormir en forma adecuada favorece el desarrollo de obesidad.

Además de las alteraciones metabólicas, las anormalidades en el ritmo circadiano a largo plazo pueden tener consecuencias adversas, particularmente el desarrollo de enfermedades cardiovasculares.

Etapas del sueño

El conocimiento sobre las reacciones que se llevan a cabo en el organismo al dormir es bastante reciente. Durante mucho tiempo se pensó que durante el sueño no había ninguna actividad y el cerebro simplemente descansaba.

En 1924 se inventó el electroencefalógrafo (EEG), con el que fue posible registrar las ondas eléctricas cerebrales, y posteriormente, en la década de los cincuenta, se utilizó para conocer las reacciones cerebrales durante el sueño.

En 1953 Eugene Aserinsky y Nathaniel Kleitman, estudiante y profesor de la Universidad de Chicago, respectivamente, observaron que en cierto momento del sueño los párpados de las personas se mueven, lo que los llevó a descubrir la etapa REM del sueño, por sus siglas en inglés (*Rapid Eye Movement*), en español MOR (Movimiento Ocular rápido), por medio del EEG.

Estar dormido es un estado fisiológico necesario para la vida, caracterizado por la interrupción temporal del movimiento, de la capacidad sensorial y del estado de alerta, y el cual es reversible de manera espontánea. Durante el sueño se producen cambios en las funciones del organismo y se desarrolla una actividad mental imprescindible para mantener el estado físico y psíquico.

Se distinguen dos etapas en el período de sueño: la fase de sueño lento o NO REM, y la fase de sueño rápido o REM. El sueño NO REM consiste en cuatro fases, cada una con características distintas.

Las cinco fases, cuatro NO REM y una REM, se alternan aproximadamente cada 90 o 100 minutos mientras la persona permanece dormida. Un adulto sano tendrá de 4 a 5 ciclos de sueño durante la noche, en los cuales los últimos 20 o 30 minutos de cada ciclo corresponden a la fase REM.

Fase I: en esta fase el sueño es ligero, las personas todavía son capaces de percibir la mayoría de los estímulos (auditivos y táctiles). El sueño en fase

I es poco o nada reparador. El tono muscular disminuye en comparación con el estado de vigilia y aparecen movimientos oculares lentos. Su duración es de tan sólo 5 a 10 minutos.

Fase II: el sistema nervioso bloquea las vías de acceso de la información sensorial, lo que origina una desconexión del entorno y facilita dormir. El sueño de fase II conforma alrededor de 50% del tiempo de sueño en el adulto. El tono muscular es menor al de la fase I y desaparecen los movimientos oculares.

Fase III: es un sueño más profundo denominado DELTA por el tipo de ondas, donde el bloqueo sensorial se intensifica. No hay ensoñaciones, se produce una disminución de entre 10 y 30% en la tensión arterial y en el ritmo respiratorio, y se incrementa la producción de la hormona del crecimiento. El tono muscular es aún más reducido que en la fase II y tampoco hay movimientos oculares. Si el individuo despierta durante esta fase, se siente confuso y desorientado.

Fase IV: es la fase de mayor profundidad del sueño, la actividad cerebral es más lenta (predomina la actividad delta). Al igual que la fase III, es esencial para la recuperación física y especialmente psíquica del organismo; los déficits de fase III y IV causan somnolencia diurna. En esta fase, el tono muscular es muy reducido y se manifiestan en ocasiones alteraciones como sonambulismo o terrores nocturnos.

Fase REM: se denomina también sueño paradójico debido al contraste que supone la atonía muscular (relajación total) típica del sueño profundo y la activación del sistema nervioso central (signo de vigilia y estado de alerta). Se presenta la actividad onírica o sueños (mejor referidos como "ensoñaciones") en forma de narraciones, en ocasiones absurdas, se mezclan imágenes del pasado y del presente de recuerdos y experiencias; también pueden intervenir ideas, sentimientos reprimidos y miedos. La actividad eléctrica cerebral en esta fase es rápida. El tono muscular nulo (atonía muscular o parálisis) impide que la persona materialice sus ensoñaciones y se haga daño. Una de las alteraciones típicas de esta fase son las pesadillas.

Durante una noche de sueño, una persona suele presentar cuatro o cinco períodos de sueño REM muy cortos al principio de la noche y más largos hacia el final. Es habitual despertarse durante poco tiempo (unos segundos) al final de una fase REM. El tiempo total de sueño REM disminuye conforme la edad. El sueño total de sueño REM por noche es de entre 90 y 120 minutos en los adultos, de alrededor de 8 horas en los recién nacidos y hasta de 15 horas en los fetos.

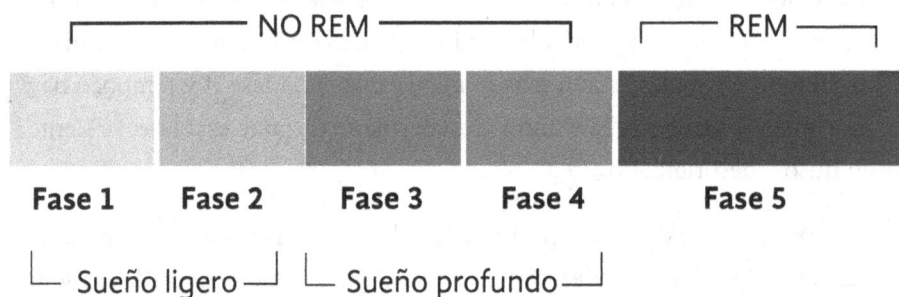

```
┌──────── NO REM ────────┐   ┌── REM ──┐
```

Fase 1	**Fase 2**	**Fase 3**	**Fase 4**	**Fase 5**

└ Sueño ligero ┘ └ Sueño profundo ┘

Cuántas horas necesitamos dormir

En función de la edad se requieren distintas horas de sueño:

Lactantes. Los bebés son quienes más horas deben dormir diariamente a fin de que logren un buen desarrollo. El tiempo aconsejable es de alrededor de 15 horas diarias.

Niños pequeños. La necesidad del sueño va disminuyendo con el crecimiento. Lo saludable es que a partir de los 3 años los infantes duerman cerca de 11 horas.

Escolares. Los niños de esta edad deben dormir como mínimo 10 horas al día, pues tienen actividades físicas y mentales en forma continua que implican un gasto de energía que debe reponerse.

Adolescentes. Esta etapa de la vida está marcada por importantes cambios físicos y sociales, por lo cual es común que haya poca constancia en la rutina del sueño. Sin embargo, lo mejor para la salud es que los jóvenes dediquen al sueño profundo y continuo 8 horas. Es normal que los adolescentes quieran dormir hasta 9 o 10 horas por noche.

Adultos. Si bien las jornadas laborales pueden hacer abrumadora su vida, lo recomendable para los adultos es dormir entre 6 y 8 horas. Diversos estudios señalan 7 horas de promedio como un tiempo adecuado.

Adultos mayores. El sueño se modifica con el paso del tiempo, en esta época de la vida es normal que el sueño se vuelva superficial y no continuo; sin embargo, se aconseja que sumen de 8 a 10 horas diarias, combinando lapsos por la noche y en el día, de esta manera las personas se sentirán revitalizadas y relajadas.

Riegos de dormir poco o dormir mal

Es cada vez mayor el reconocimiento que se otorga al dormir como factor primordial de la salud pública; la cantidad y también la calidad del sueño son por igual de suma importancia.

Desde luego, un sueño inadecuado afecta la calidad de vida, la concentración y la productividad personal y laboral del individuo. Dormir poco o dormir mal está asociado con accidentes automovilísticos, desastres industriales, así como errores médicos y profesionales, entre otros; quedarse dormido involuntariamente, dormirse mientras se maneja y tener dificultad para realizar las tareas a causa de somnolencia son hechos que pueden traer serias consecuencias.

Cuando no duermen lo necesario, las personas también son más propensas a padecer enfermedades crónicas como hipertensión arterial, diabetes mellitus, ansiedad, depresión, obesidad y cáncer. La pobre cantidad o calidad de sueño disminuye la calidad de vida y afecta en forma muy sensible la productividad.

La falta de sueño puede ser causada por múltiples factores que en su mayoría son prevenibles. El paciente debe ser valorado por un médico especialista en medicina del sueño. Hay estudios en diversos países, incluyendo el nuestro, que evidencian trastornos del sueño en alrededor de un tercio de la población.

Trastornos del sueño

Se conocen más de cien trastornos del sueño, entre ellos destacan:

APNEA DE SUEÑO. Es un trastorno común en donde la respiración se interrumpe o se hace muy superficial mientras se duerme. Estas interrupciones pueden durar desde unos pocos segundos hasta un poco más de un minuto.

Aunque hay varias formas de apnea, la más frecuente es la apnea obstructiva del sueño. Se presenta especialmente en hombres que roncan y desarrollan interrupciones en la respiración, las cuales reciben el nombre de apneas y hacen que el paciente no duerma con la calidad adecuada, que a pesar de haber dormido muchas horas se sienta muy cansado y tenga muchas ganas de dormir durante el día. También se presenta en niños, aunque en ellos el mecanismo más frecuente es por el crecimiento de amígdalas y adenoides. Las personas con apnea obstructiva del sueño que no reciben tratamiento están en alto riesgo de desarrollar obesidad, hipertensión arterial, infarto al corazón, embolias cerebrales y accidentes.

INSOMNIO. Es la dificultad para conciliar el sueño o permanecer dormido, o una alteración en el patrón del sueño que, al despertar, lleva a la percepción de que el sueño ha sido insuficiente.

En la mayoría de los casos el insomnio no es una enfermedad, sino un síntoma. Puede ser consecuencia de diversos trastornos emocionales y físicos y del uso de medicamentos. La dificultad para conciliar el sueño es frecuente entre jóvenes y ancianos, y a menudo se manifiesta en el curso de alteraciones emocionales como ansiedad, nerviosismo, depresión o temor. Incluso hay personas que tienen problemas para conciliar el sueño simplemente porque no experimentan cansancio físico o mental. Tener hábitos saludables para dormir suele combatir el trastorno de insomnio.

SOMNOLENCIA EXCESIVA. Se define como la incapacidad de llegar a un estado completo de vigilia y alerta (sentirse despierto), para llevar a cabo las tareas de la vida diaria. El sueño puede aparecer sin querer o en momentos inadecuados, y traer como consecuencia una imposibilidad para llevar una vida normal. La somnolencia excesiva durante el día causa accidentes de tráfico y laborales, y se asocia con baja calidad de vida y pobre productividad por sus efectos neuropsicológicos. La SE suele acompañar a muchos trastornos del sueño, por lo que debe ser considerada como un síntoma y no como un diagnóstico definitivo.

NARCOLEPSIA. Es un trastorno del sueño que causa somnolencia excesiva y ataques de sueño incontrolables y frecuentes durante el día, por lo general a horas inapropiadas. El impulso de dormir es irrefrenable cada 3 o 4 horas, lo que obliga a dormir por un corto espacio de tiempo para poder continuar con las actividades.

Más de la mitad de los individuos con narcolepsia puede experimentar pérdida del tono muscular y debilidad repentina (cataplexia) desencadenadas por una emoción súbita, así como parálisis del sueño, en la cual hay incapacidad momentánea para moverse o hablar al despertarse. La narcolepsia tiene un componente genético, y se manifiesta por lo general durante la segunda o tercera décadas de vida.

SÍNDROME DE LAS PIERNAS INQUIETAS. Es un trastorno neurológico caracterizado por sensaciones desagradables en las piernas cuando se está descansando, y un impulso incontrolable de moverse en un esfuerzo para aliviar estas sensaciones. El aspecto más distintivo del trastorno es que los síntomas son activados al acostarse y tratar de relajarse; como resultado, la mayoría de los pacientes tienen dificultad para conciliar y mantener el sueño. El trastorno provoca agotamiento y fatiga durante el día.

TRASTORNOS HORMONALES EN MUJERES. En ciertas etapas como la menstruación, el embarazo y la menopausia puede haber afectaciones del sueño en las mujeres debido a los cambios hormonales, principalmente de estrógenos y progesterona. Los trastornos más comunes son insomnio, somnolencia durante el día y dificultades para dormir. Durante la menopausia hay también casos de bochornos y aumenta el número de mujeres que roncan.

Medicación para dormir

Cualquier medicamento para dormir debe tomarse únicamente por prescripción médica. La mayoría de los hipnóticos requieren receta porque pueden provocar hábito o adicción y hay riesgo de sobredosis. En la mayoría de los casos, estos medicamentos podrían ser omitidos si se tienen buenos hábitos para dormir; además suelen ser contraproducentes en los pacientes con trastornos del sueño.

Los hipnóticos presentan un riesgo especial para personas de edad avanzada con problemas respiratorios porque tienden a deprimir las áreas del cerebro que controlan la respiración. También reducen el estado de alerta diurno, lo que entraña un peligro en actividades como manejar, emplear de maquinaria, etc. Son especialmente peligrosos cuando se toman en combinación con alcohol, otros hipnóticos, narcóticos, antihistamínicos y antidepresivos.

Hábitos saludables de sueño

Adoptar hábitos saludables de sueño propiciará un descanso profundo y un sueño reparador. Algunos de los más relevantes son:

- Establecer una rutina relajante antes de acostarse, procurar lecturas tranquilizadoras, música relajante y conversar con la pareja.

- Evitar actividades que puedan alterar el estado de ánimo, como películas violentas, noticieros amarillistas y lecturas provocativas.

- Mantener un horario fijo para dormir y despertar, incluso los fines de semana.

- Crear un ambiente propicio, con poca luz, tranquilo y cómodo que invite a descansar. Ventilar el dormitorio y cambiar las sábanas periódicamente.

- Seleccionar un colchón confortable y almohadas cómodas.

- Elevar unos centímetros los pies, este sencillo ajuste ayudará a mejorar la circulación sanguínea mientras se duerme y evitar un exceso de sangre en las piernas.

- Utilizar el dormitorio sólo para dormir y mantener relaciones íntimas.

- Retirar de la habitación televisores, computadoras y celulares.

- No ver el celular en caso de ir al baño en la noche.

- Terminar de cenar por lo menos dos o tres horas antes de ir a dormir, y evitar las comidas copiosas.

- Evitar realizar ejercicios, sobre todo extenuantes, al menos tres horas antes de acostarse.

- Suprimir sustancias estimulantes como café, té, bebidas gaseosas, chocolates, nicotina y alcohol tres horas antes de dormir, pues pueden provocar problemas de sueño, insomnio e interrupciones en el descanso durante la noche.

- Evitar los energizantes y suplementos deportivos que contengan estimulantes del sistema nervioso.

- Eliminar las siestas después de las 3 de la tarde.

- Escribir en el "cuaderno de pendientes" los del día siguiente, evitando concentrase en ellos.

- En caso de no conciliar el sueño en los primeros 20 minutos después de haberse acostado, levantarse, realizar una actividad relajante y posteriormente regresar a la cama.

- Hacer del dormir una prioridad, no sacrificar las horas de sueño por actividades que a pesar de ser placenteras afectarán al día siguiente.

Beneficios de un sueño reparador

El sueño es pilar del bienestar del ser humano y es tan importante como realizar actividad física regular y tener una alimentación saludable. Al conciliar regularmente un sueño de calidad y cantidad adecuada se propicia el control y mantenimiento del peso corporal.

La salud mejora en gran medida si se tiene un sueño apropiado, la frecuencia cardiaca disminuye, las células y tejidos se reparan, el sistema cardiovascular se beneficia y disminuyen las posibilidades de padecimientos como la hipertensión arterial.

Dormir ayuda a consolidar la memoria, a reorganizar la información y a extraer los datos más relevantes, lo cual favorece la creatividad, la autoestima y las relaciones externas también se favorecen al sentirse mejor con uno mismo. Mejora la concentración para realizar correctamente las actividades; un sueño reparador disminuye sustancialmente los riesgos de diferentes tipos de accidentes como los vehiculares y los ocasionados por máquinas. Cuando una persona ha dormido bien es capaz de trabajar a su máximo potencial y permanecer activo en sus labores durante más tiempo.

El sueño es considerado como la medicina más barata y con frecuencia la mejor receta para curar enfermedades.

PERCEPCIÓN DEL SUEÑO

① **¿Cuántas horas acostumbra dormir diariamente?**

Menos de 5 ☐　　Entre 5 y 7 ☐　　Entre 7 y 9 ☐
Más de 9 ☐

② **¿Cómo considera la calidad de su sueño?**

Excelente ☐　　Buena ☐　　Regular ☐　　Mala ☐

③ **¿Siente que aunque duerme no descansa?**

Nunca ☐　　Casi nunca ☐　　Ocasionalmente ☐
Casi siempre ☐

④ **¿Se siente con sueño durante el día?**

Nunca ☐　　Casi nunca ☐　　Casi siempre ☐

⑤ **¿Atribuye tener mal humor y enojarse a la falta de sueño?**

No ☐　　Ocasionalmente ☐　　Con frecuencia ☐

⑥ **¿Va a dormir y se levanta a la misma hora?**

Siempre ☐　　Casi siempre ☐　　Ocasionalmente ☐
Casi nunca ☐

⑦ **¿Ve televisión o tiene algún dispositivo electrónico en el dormitorio?**

No ☐   Casi nunca ☐   Ocasionalmente ☐   Siempre ☐

⑧ **¿Cena pesado y va a la cama antes de 3 horas?**

No ☐   Casi nunca ☐   Ocasionalmente ☐   Siempre ☐

⑨ **¿Tiene alguna actividad relajante antes de ir a dormir?**

Siempre ☐   Casi siempre ☐   Ocasionalmente ☐
Casi nunca ☐

⑩ **¿Sospecha tener algún trastorno de sueño que deba ser tratado por un especialista?**

No ☐   Tengo dudas ☐   Muy probablemente ☐

¿Está dispuesto (a) a comprometerse a modificar los hábitos de sueño que puedan ser perjudiciales a su salud, para mejorar su salud, bienestar y calidad de vida?

Si ☐   Lo analizaré ☐   No por el momento ☐

DESCANSO

Fatiga

La fatiga es un mecanismo de defensa del organismo que indica la necesidad de descansar, es una respuesta normal e importante al esfuerzo físico, al estrés emocional, al aburrimiento y a la falta de sueño. Es un síntoma común y por lo regular no se debe a una enfermedad seria, aunque es factible que sea señal de un trastorno físico o mental; cuando no se alivia con el hecho de dormir bien, nutrirse bien o tener un estrés controlado, entonces conviene tener el apoyo de un médico. La manera en que se percibe la fatiga le ayuda al médico a diagnosticar su causa: si por la mañana después de un sueño reparador se presenta fatiga con la actividad, es probable una afección como hipotiroidismo, en cambio, cuando se siente baja energía y se percibe fatiga durante todo el día, puede tratarse de un caso de depresión.

La fatiga puede deberse a situaciones diversas, algunas de las más recurrentes son:

- Física o biomecánica, derivada de esfuerzos musculares o movimientos repetitivos.

- Psíquica, debida principalmente a la sobrecarga mental, presiones externas y cualquier forma de estrés.

- Rutinas que en realidad forman parte de la fatiga psíquica, y se denomina fatiga subjetiva.

- La derivada de condiciones externas o ambientales adversas por agentes físicos como calor, frio, ruido, vibraciones, radiaciones, falta de iluminación, etcétera.

La acumulación de la fatiga genera la llamada fatiga crónica, difícil de recuperar aun con descanso convencional. El síndrome de fatiga crónica (SFC) inicia a menudo con síntomas aparentes de gripa y puede durar varios meses. La mayoría de las personas con SFC no obtienen mucho alivio del descanso.

Una de las principales causas de la acumulación de fatiga es la falta de pausas, o periodos breves de reposo durante el día, acordes al esfuerzo realizado y a su duración.

Importancia del descanso

Haber tenido un sueño reparador es la mejor forma de iniciar las actividades cotidianas. No obstante, el descanso a lo largo del día es fundamental para la salud física, emocional y mental, además de favorecer un mejor desempeño en las actividades.

Hoy en día se subestima la importancia del descanso y en ocasiones la sociedad lo califica como signo de flojera; nada más alejado de la realidad. Se fabrican pastillas y se ofrecen tratamientos contra el cansancio, para sentirse bien y mantener la productividad de, en pocas palabras, alivios temporales para continuar trabajando.

Debemos reconocer la importancia del descanso para mejorar la salud en forma integral y ser más productivos, aumentar el nivel de atención y lograr una mayor eficiencia en las actividades. Reposar, distraerse, divertirse, entretenerse, así como los descansos de fin de semana y las esperadas vacaciones pueden marcar la diferencia en la calidad de vida de una persona.

El descanso es la manera de afrontar las situaciones y de limpiar la mente para regresar con nuevos ánimos a las labores, es una práctica saludable que favorece el desempeño.

El descanso se interpreta a menudo como no hacer nada, tomar una siesta o irse a dormir, pero esas acciones no están encaminadas necesariamente al descanso, pues en muchas ocasiones lo conveniente es sólo cambiar de actividad; por ejemplo, quien acaba de caminar 10 km puede encender la computadora, leer un libro o relajarse escuchando música, en cambio a quien ha estado en una intensa reunión de trabajo tal vez le beneficie una caminata, hacer una llamada o una sesión de meditación.

Siempre es oportuno reconocer y apreciar los esfuerzos durante las labores en el hogar, el cuidado de los hijos, la limpieza del hogar, etc., actividades que merecen pausas de descanso diarias, semanales y vacaciones de acuerdo con las circunstancias particulares de quien las realiza.

Tiempo para trabajar, tiempo para descansar

El descanso es consustancial con el trabajo, el cual se define como cualquier actividad en donde se efectúa un esfuerzo continuo: desempeño laboral, estudio, labores del hogar, etc. Encontrar el equilibrio entre ellos resulta primordial para que ambos se desarrollen de manera eficaz.

A fin de lograr los niveles óptimos en cualquier actividad entendida como trabajo y no causar daños a la salud, es muy conveniente tener pausas de descanso, con duración y frecuencias variables de acuerdo con la situación. En ocasiones se piensa que el descanso representa un tiempo improductivo en el trabajo, y por lo tanto no se consideran periodos ni espacios para dicho fin, pero la productividad se ve afectada por múltiples factores, y el descanso bien estructurado mejora la eficiencia del individuo. Por fortuna ahora es más frecuente encontrar organizaciones que han entendido la necesidad y los beneficios de ofrecer a sus empleados pausas de descanso e incluso acondicionan espacios para actividades físicas y relajación durante la jornada laboral, pues comprenden que estas prácticas beneficсian por igual a los trabajadores y a la organización, en un esquema "ganar-ganar" que resulta en mayores rentabilidades, retención de talento y mejor ambiente de trabajo.

Es importante adoptar la fórmula de "Cuando se trabaja hay que trabajar; y cuando se descansa hay que descansar". Se cree erróneamente que robando tiempo al descanso se hacen mejor las labores, o viceversa; pero trabajar en tiempo de descanso transmite una falsa sensación de efectividad y en realidad se debilitan la energía, la creatividad y la motivación, y descansar cuando se debe trabajar genera sentimientos de ineficiencia y falta de compromiso con uno mismo y en ocasiones con terceros.

De igual forma, habrán de considerarse el tiempo diario dedicado a atender asuntos personales o familiares, los descansos de fines de semana y las vacaciones anuales. Cada país cuenta con legislaciones laborales que especifican a detalle los derechos y obligaciones de empresas y trabajadores en relación con las jornadas de trabajo y descanso, mismas que deben atenderse oportunamente.

Creatividad en el descanso

Se terminó el fin de semana, mañana es lunes y no se percibe satisfacción de haber gozado actividades motivantes y relajantes en los dos días de asueto. Por lo general, en el tiempo libre hay poca creatividad y variación de actividades, se tiende a establecer rutinas, a caer en la monotonía y el tedio. Algunas preguntas son: ¿cómo es posible aburrirse en el tiempo libre?, ¿cómo se puede fastidiar una persona realizando sus actividades preferidas? Esto sucede cuando hay falta de planeación y estructuración del tiempo de ocio y no se buscan y prueban nuevas opciones.

Quizás se pueda planear para el próximo fin de semana opciones distintas a las acostumbradas: asistir a un concierto, al teatro, a un partido de béisbol, salir a correr, conocer un museo, salir de excursión con amigos o familiares, cocinar un platillo distinto, etc. Una actividad de ocio diferente suele divertir, enriquece, ahuyenta el aburrimiento, despeja la mente, favorece la creatividad y beneficia la salud física y emocional. Hacer una lista de actividades y pasatiempos, se facilita la organización del tiempo de ocio.

En ocasiones se escucha la frase: "No tengo tiempo ni para mis pasatiempos". Las preguntas obligadas son: ¿De verdad no se tiene tiempo para el cuidado personal, o no es posible regalarse un pequeño gusto?, ¿son tan importantes las otras actividades que impiden disponer de un tiempo diario o los fines de semana para uno mismo?, ¿o quizás es la poca determinación de lograr un equilibrio en la vida propia?

Es común observar mayor productividad laboral en personas que saben disfrutar su tiempo libre y descanso, porque durante el ocio se valora mejor el trabajo, y el cumplimiento de las tareas se percibe con mayor claridad. El esparcimiento, la diversión y el relajamiento son clave para despertar la creatividad, la motivación y la energía. El buen estado de ánimo, la risa y el buen humor son ingredientes esenciales para aquellas personas que buscan sacar lo mejor de sí mismas.

Riesgos de permanecer sentado por periodos largos

En el capítulo de Actividad física y ejercicio, se hizo hincapié en los grandes beneficios del ejercicio regular, ahora se expondrán hallazgos recientes realizados por reconocidas instituciones como la OMS, que alertan sobre los graves riesgos de las actividades sedentarias y destacan el peligro de permanecer sentados por largos periodos. La falta de movimiento es una de las causas principales de diversas enfermedades crónicas. El cuerpo humano está diseñado para la actividad física y ésta es la clave para el correcto funcionamiento de todos los órganos, así que debemos, y establecer estrategias personales para realizar pausas de algún tipo de actividad física.

¿En realidad conocemos los peligros de pasar mucho tiempo sentados sin actividad física? Hay evidencia que demuestra que aumenta el riesgo de muerte en casi todos los problemas de salud, como enfermedades cardiovasculares, cáncer y otras. Por ejemplo, estar sentado por más de ocho horas al día se relacionó con un riesgo de 90% mayor a padecer diabetes tipo 2.

Hasta hace poco se desconocía la magnitud de estos riesgos, incluso se suponía que estar sentado por tiempo indefinido compensaba el ejercicio regular; sin embargo, las investigaciones muestran que el ejercicio no es suficiente para contrarrestar los efectos negativos acumulados por estar sentado largos periodos, pues los mecanismos biológicos en cada caso son distintos. Mover las piernas al estar sentados tampoco es suficiente para favorecer la circulación sanguínea, es necesario pararse y caminar de 3 a 5 minutos por cada hora que se esté sentado.

De poco sirve tener un puesto de trabajo bien diseñado si la persona permanece sentada durante largos periodos de la jornada, por lo tanto, una buena medida preventiva es enriquecer las labores con otro tipo de tareas que pueden realizarse de pie o caminando. Se trata de introducir mejoras organizativas a las condiciones de trabajo. Las tareas deben variarse para alternar actividades de manera que por cada 50 minutos sentados, realicemos alguna tarea de pie o caminando al menos unos minutos, los cuales podrían considerarse "tiempo de recuperación".

Incluso los fines de semana, la persona promedio se sienta durante más de 6 horas. Deben cuidarse las actividades sedentarias, especialmente en niños y adolescentes, como ver televisión, usar la computadora o los videojuegos, participar en redes sociales, etc. Como regla general, debe evitarse permanecer sentado por más de cuatro horas al día y por lapsos mayores a 50 minutos, y hay que realizar pausas de actividad física constantes. Algunas sugerencias son:

- Monitorear el tiempo que se está sentado cada día y hacer un esfuerzo por reducirlo, poco a poco, cada semana.

- Intentar trabajar de pie. Aunque pararse con frecuencia es mejor que estar sentado, ahora se conoce que estar de pie es preferible y tiene mejores efectos metabólicos.

- Cuando se vea televisión, ponerse seguido de pie y caminar durante los comerciales.

Pausas activas

¿Qué son pausas activas? Se trata de breves descansos durante el día que permiten recuperar energías para un desempeño eficiente en cualquier actividad, a través de diferentes técnicas y ejercicios sencillos orientados a reducir la fatiga física y mental, los trastornos osteomusculares y prevenir el estrés. Cuando se tiene una labor sedentaria, el cansancio se concentra comúnmente en el cuello y los hombros, también en las piernas al disminuir el retorno venoso, lo que ocasiona calambres y dolor en las pantorrillas y los pies.

Las pausas activas son útiles para todos: estudiantes, amas de casa, trabajadores en fábricas, empleados de oficinas, entre otras. Las opciones son muy amplias, desde una simple caminata, lectura de un libro o periódico o una llamada telefónica, hasta pausas más estructuradas como ejercicios de gimnasia física y mental, meditación, ejercicios respiratorios, ejercicios de visualización, etcétera.

En el caso de las pausas laborales, el principal objetivo de estas actividades es revertir la disminución de la productividad experimentada por el trabajador después de cierto tiempo. Se sugiere estructurar estas "interrupciones", breves pero frecuentes como parte de la jornada de trabajo tal como sucede en ciertos países desarrollados, como Japón, en donde se logran elevados índices de productividad. Los periodos de descanso y relajación durante el día ayudan a incrementar el nivel de conciencia corporal y mental, tener un mejor control del estrés, disminuir las tensiones, mejorar el rendimiento, la productividad y tener una mente clara para una mejor toma de decisiones. Estos descansos pueden marcar una diferencia en la calidad de vida de un individuo.

Pensar cómo sería la salud física y mental si desde tiempo atrás se hubiera prestado atención al descanso, darse cuenta de la importancia del descanso para la salud y el bienestar, es descubrir una verdad que siempre ha existido, pero en ocasiones no se ha valorado lo suficiente ni se ha llevado a la práctica.

PERCEPCIÓN DEL DESCANSO

① **¿Se siente fatigado en el día, y en especial a principios de la semana?**

Casi nunca ☐   Ocasionalmente ☐   Con frecuencia ☐

② **Cuando se siente fatigado, ¿cuál es el tipo de fatiga que predomina?**

Física ☐   Mental ☐   Por condiciones externas ☐

③ **¿Tiene pausas de relajación o descanso durante el día?**

Frecuentes ☐   Ocasionales ☐   Casi nunca ☐

④ **Al tener el descanso necesario, ¿cómo siente que realiza sus actividades (laborales, de estudio, etcétera)?**

Mejor ☐   Igual ☐   Con menor eficiencia ☐

⑤ **¿En su tiempo de ocio lleva a cabo actividades diferentes que le agradan y relajan: leer, escuchar música, hacer ejercicio, ir al cine, etcétera?**

Casi nunca ☐   Ocasionalmente ☐   Con frecuencia ☐

⑥ **¿Acostumbra tomar vacaciones de al menos 10 días en el año?**

Casi siempre ☐   Algunas veces ☐   Casi nunca ☐

⑦ **¿Permanece sentado por periodos mayores a 60 minutos?**

Casi nunca ☐   Ocasionalmente ☐   Con frecuenciante ☐

VACUNACIÓN

Importancia de las vacunas para salud

A excepción de la potabilización del agua, la vacunación se considera como la medida preventiva más eficaz en la historia de la humanidad debido a su gran impacto en la disminución de la mortalidad y el crecimiento de la esperanza de vida de la población. Además de contribuir al desarrollo económico y social, ha sido importante para mejorar la calidad de vida de la gente; ha reducido muchas de las enfermedades infecciosas y consideradas mortales hasta hace poco más de un siglo, como la varicela, el sarampión, la poliomielitis y la viruela, por citar sólo algunas. La inmunización es un factor por demás valioso, incluso por arriba del desarrollo de los antibióticos.

La vacunación es considerada como factor de equidad social. Los gobiernos desarrollan programas y destinan recursos para incrementar sus coberturas y, por lo tanto, es preponderante para el fortalecimiento de los sistemas sociales y sanitarios. La Organización Mundial de la Salud estableció en 1984 un programa de vacunación dirigido a la población infantil mundial. En ese año la cobertura era de alrededor de 5%, mientras que en 2014 se estima que supera el 80% de cobertura. La vacunación es fundamental para los niños por su mayor vulnerabilidad, a los recién nacidos se les aplican las vacuna BCG para protegerlos de la tuberculosis y la hepatitis B; no obstante, los adolescentes y adultos deben también vacunarse y ser responsables en la prevención de enfermedades infecciosas.

La vacunación repercute positivamente en la reducción de los costos directos derivados de gastos como medicamentos, consultas médicas y hospitalizaciones, así como costos indirectos tales como la disminución de la productividad, el ausentismo laboral y la discapacidad.

Como afirma la OMS, la vacunación beneficia a todas las personas no sólo porque mejora la salud y esperanza de vida, sino también por su impacto social y económico a escala mundial, nacional y comunitaria.

Historia de las vacunas

Se tiene la creencia de que en India o China, alrededor del año 200 a. C., se hicieron los primeros intentos de autoinoculación para protegerse de la viruela. Muchos años después, cuando en 1796 se extendió el virus de la viruela en Europa, Edward Jenner observó en Inglaterra cómo las recolectoras de leche adquirían ocasionalmente una especie de «viruela de vaca» o «viruela vacuna» por el contacto con estos animales, y luego quedaban protegidas de la viruela. Basado en estos hechos, Jenner llevó a cabo una serie de experimentos e inyectó a un niño de 8 años un preparado de vacuna de viruela, y el niño no presentó síntomas de la enfermedad.

Louis Pasteur, considerado el padre de la vacunología, demostró en 1857 que las infecciones están relacionadas con los microorganismos, los cuales pueden ser cultivados y estudiados. En 1880 comprobó la posibilidad de protegerse de las enfermedades infecciosas mediante la inyección de gérmenes atenuados, realizó ensayos en animales y más tarde aplicó su tratamiento al joven Joseph Meister, quien había estado expuesto al virus de la rabia, y lo salvó. En los 15 meses posteriores, más de 2 500 víctimas de mordeduras de perros rabiosos fueron tratadas de la misma manera. Pasteur introdujo en la terminología médica los términos *vacuna* y *vacunación*, provenientes de la palabra latina *vacca*, como tributo a Edward Jenner.

Cronología de las vacunas

Siglo XVIII   1796: viruela

Siglo XIX   1879: diarrea crónica intestinal grave

1881: ántrax   1882: rabia

1890: tétanos   1890: difteria   1897: peste

Siglo XX   1926: tos ferina   1927: tuberculosis

1937: fiebre amarilla   1937: tifus   1945: gripe

1952: poliomielitis   1954: encefalitis japonesa

1962: vacuna oral para la poliomielitis

1964: sarampión   1967: paperas   1970: rubéola

1974: varicela   1977: neumonía (*Streptococcus pneumoniae*)

1978: meningitis (*Neisseria meningitidis*)

1981: hepatitis B   1985: *Haemophilus influenzae* tipo B (HiB)

1992: hepatitis A 1998: Lyme

Siglo XXI   2005: papiloma humano (principal factor de riesgo del cáncer de cérvix).

2008: prevenir la adicción a la heroína y a la cocaína (continúan los experimentos con esta vacuna para comprobar su efectividad).

2009: Posible vacuna contra la Hepatitis C, primera vacuna contra la gripe A (H1N1).

Qué son, funcionamiento y seguridad de las vacunas

Qué son las vacunas

Son productos biológicos compuestos por microorganismos muertos (inactivados), atenuados o partes de ellos, que se administran para prevenir enfermedades infecciosas en las personas susceptibles de padecerlas.

Las vacunas le enseñan al cuerpo humano cómo defenderse de microorganismos como virus o bacterias. Las vacunas exponen a la persona a una pequeña y muy segura cantidad de virus o bacterias que han sido debilitados o destruidos. El sistema inmunitario produce defensas que los reconocen si la persona está expuesta a ellos en algún momento de su vida, como resultado, no resultará infectada o tendrá una infección más leve. Esta es la forma natural de hacerle frente a las enfermedades infecciosas.

Cómo funcionan las vacunas

Recrean la enfermedad sin producir la infección, y de esta manera estimulan el sistema inmunitario para desarrollar defensas que actuarán al entrar en contacto con el microorganismo productor de la infección y la enfermedad.

Seguridad de las vacunas

Las vacunas son los medicamentos más seguros, pues para su autorización se han realizado estudios y controles mucho más estrictos que con el resto, principalmente porque la mayoría están destinadas aplicarse en personas sanas. Los estudios de seguridad incluyen a miles de personas con el objeto de asegurar que no se produzcan efectos adversos graves o indeseables; después de la autorización y comercialización de la vacuna, estos estudios de seguridad se mantienen de manera muy estricta.

Por qué vacunar, reacciones posibles, calendarización y poblaciones

Por qué vacunar

Al vacunar se protege al individuo, y en muchas ocasiones a la colectividad, de la infección de ciertas enfermedades que pueden ser frecuentes y graves, incluso mortales o invalidantes. Actualmente, y en nuestro medio, muchas enfermedades contra las que se dispone de vacunas han desaparecido o están muy controladas, pero de suspenderse la vacunación habría altas probabilidades de que reaparecieran.

Reacciones posibles

La mayoría de las reacciones que pueden producirse tras la administración de una vacuna son generalmente leves y pasajeras. Las más frecuentes son:

- Pérdida de apetito

- Enrojecimiento e hinchazón en el punto donde se inyectó

- Fiebre ligera

Todas suelen desaparecer al cabo de dos o tres días, no obstante, el consejo es que si perduran lo más oportuno es ponerse en contacto con el pediatra o médico.

Qué es un calendario de vacunación

Es una secuencia de administración de vacunas diseñada para que en un período se inmunice a una persona frente a enfermedades susceptibles de afectarle. Es una herramienta que ayuda a conocer el momento de la vida recomendado para recibir cada vacuna. En los calendarios hay vacunas que pueden estar financiadas por los gobiernos. El número de dosis y el intervalo de tiempo entre cada una de ellas, conocida como la pauta vacunal, es importante a fin de lograr una buena respuesta y mayor efectividad.

Las vacunas se administran mediante inyección, y con menos frecuencia por vía oral (poliomielitis, fiebre tifoidea, cólera y rotavirus). En muchos casos son necesarias varias aplicaciones para conseguir que el efecto protector se mantenga durante años. Actualmente, para reducir el número de inyecciones se utilizan las vacunas combinadas, en las que en una misma inyección se juntan varias, por ejemplo, la vacuna hexavalente, que hace frente a la difteria, la tos ferina, el tétanos, la Haemophilus influenza tipo B, polio y la hepatitis B.

Para facilitar la correcta aplicación de las vacunas en la infancia, los países elaboran esquemas llamados calendarios de vacunaciones infantiles. En ellos se definen las dosis y edades de aplicación.

Poblaciones

Es muy importante comprender que, si bien los niños reciben la mayoría de las vacunaciones, los adolescentes y los adultos también necesitan protegerse mediante la vacunación frente a gérmenes como los del tétanos, la difteria, el neumococo, la gripa, la rubéola, la influenza, etc., que en muchos casos se presentan en ellos con mayor gravedad que en los niños.

Clasificación de los diferentes grupos de la población:

- Recién nacidos

- Menores de 1 año

- Niños de 1 año

- Niños de 1 a 14 años

- Adolescentes de 15 años o más y adultos hasta los 59 años

- Adultos mayores de 60 años

- Personal relacionado con los sistemas de salud considerados en riesgo de contagio: médicos, paramédicos, personal administrativo en clínicas y personal de guarderías

- Viajeros, de acuerdo con el país visitado

En el caso de México, la Secretaría de Salud ha publicado los lineamientos del Programa de Vacunación Universal para 2015, en donde se especifican las diversas vacunas y dosis que deben aplicarse a cada grupo de la población. Las consultas para aclarar cualquier duda deben hacerse a la propia Secretaría de Salud y a los médicos especialistas.

Siempre es recomendable conservar un registro individual del historial de vacunación.

El sitio en la red de los Central Disease Control (CDC) (http://www.cdc.gov/travel) ofrece información detallada para los viajeros sobre las vacunas y otras precauciones. Muchas vacunas se deben aplicar al menos un mes antes del viaje, y algunos países exigen el registro de vacunación.

Tipos de vacunas

Actualmente están disponibles cuatro tipos diferentes de vacunas:

1. Vacunas de virus vivos. Utilizan formas del virus debilitado o atenuado; la vacuna contra el sarampión, las paperas y la rubéola conocida, como triple viral, al igual que la vacuna contra la varicela, son ejemplos de este tipo.
2. Vacunas elaboradas con microorganismos muertos o inactivados. Se hacen mediante una pequeña proteína o fragmento tomado del virus o la bacteria, las antigripales son un ejemplo.
3. Vacunas toxoides. Como la vacuna antidifteria y la antitetánica, que contienen una toxina o químico producidos por el virus o la bacteria, y hacen al individuo inmune a los efectos debidos a la leve infección.

4. Vacunas biosintéticas. Contienen sustancias artificiales muy similares a pedazos del virus o la bacteria. Un ejemplo es la vacuna conju-
gada contra el amorfilus influencia.

Preguntas frecuentes

¿Los recién nacidos están preparados para vacunarse?

Los recién nacidos son capaces de responder a las vacunas en forma normal, pues empiezan a fabricar anticuerpos a las pocas horas de vida. Si su
sistema inmunológico no estuviera preparado, no podrían enfrentarse a la
enorme cantidad de gérmenes a los que están expuestos desde el momento
del parto.

¿Por qué vacunar a los niños?

Las vacunas o inmunizaciones defienden a los niños de enfermedades graves. Estimulan la producción de anticuerpos, que son las defensas contra
una enfermedad determinada; de esta manera el niño será inmune a ella si
tiene contacto con el germen que la causa.

¿Por qué la mayoría de las vacunas se aplican en los primeros 2 años?

Los niños pequeños son más vulnerables a las enfermedades graves, además, en la escuela están expuestos a muchos gérmenes, por lo que conviene protegerlos antes de su ingreso escolar.

¿Pueden suministrarse varias vacunas al mismo tiempo?

Aplicar varias vacunas al mismo tiempo produce la misma respuesta de
anticuerpos que si se administran en forma individual, sin que aumenten
las posibilidades de desencadenar reacciones adversas.

¿Qué son los antígenos?

Son porciones de un germen o microorganismo que estimulan la producción de anticuerpos. Las vacunas pueden contener un antígeno o más; por ejemplo, las vacunas de la hepatitis B, de la difteria y la antitetánica tienen un solo antígeno, pero la del sarampión tiene 10.

¿El sistema inmunológico puede debilitarse por la gran variedad de vacunas?

El sistema inmunológico es perfectamente capaz de responder a una gran cantidad y variedad de antígenos. Además, los niños vacunados aumentan sus defensas contra otras infecciones.

¿Cuál es la seguridad de las vacunas?

Son medicamentos muy eficaces y seguros. Ningún avance de la medicina ha logrado salvar tantas vidas como las vacunas, gracias a ellas las enfermedades que se percibían como amenazas han sido controladas, en algunos casos han desparecido y en otros han disminuido. Las vacunas, junto con otras medidas de salud pública, aumentan en forma notoria la esperanza de vida de la población del mundo.

PERCEPCIÓN DE LA VACUNACIÓN

① **¿Tiene un registro personal de las vacunas recibidas?**

No ☐   Sí, pero no está actualizado ☐   Sí ☐

② **¿Conoce qué vacunas ha recibido en su vida?**

No ☐   Parcialmente ☐   Sí ☐

③ **En caso de tener menores a su cargo, ¿lleva un registro de las vacunas que les han aplicado?**

No ☐   Sí, pero no está actualizado ☐   Sí ☐

DETECCIÓN OPORTUNA DE ENFERMEDADES

Niveles de prevención

Las enfermedades crónicas no transmisibles (ECNT), llamadas por algunos enfermedades de las sociedades modernas, son las responsables de más de dos terceras partes de las defunciones en el mundo. Los cinco grupos principales de este tipo de enfermedades son:

- Enfermedades del corazón

- Accidentes cerebro vasculares

- Diabetes mellitus

- Cáncer

- Enfermedades pulmonares

Diversos estudios señalan elevadas probabilidades de evitar las ECNT en porcentajes superiores al 50%. Por ejemplo, la Asociación Americana del Corazón estima que entre 75 y 90% de las enfermedades cardiovasculares son derivadas de estilos de vida inapropiados.

Se reconocen tres niveles de prevención:

a) Primaria. Evitar la enfermedad mediante prácticas promotoras de la salud: actividad física regular, alimentación saludable, manejo proactivo del estrés, sueño de calidad y cantidad adecuadas, pausas de descanso, vacunación, etcétera.

b) Secundaria. Detectar oportunamente la enfermedad antes de que se desarrolle mediante visitas regulares al médico, exámenes de detección previa de diabetes, cáncer de mama, etcétera.

c) Terciaria. Impedir complicaciones cuando existe la enfermedad, apegarse al tratamiento prescrito por el médico.

En capítulos anteriores se trataron diferentes temas relacionados con la prevención primaria. Respecto a la prevención secundaria, se ha constatado la oportunidad de controlar un elevado porcentaje de las ECTN cuando son detectadas oportunamente. Por lo general estas enfermedades tienen características muy peculiares:

• Son de lento desarrollo en sus primeras fases.

• Son silenciosas, es decir, no presentan síntomas demasiado notorios.

• Se perciben pocas o ningunas molestias.

Para la detección oportuna de enfermedades se requiere concretar ciertas acciones, como:

• Visitas regulares al médico

• Exámenes médicos periódicos

• Reconocer las señales del organismo

DETECCIÓN OPORTUNA DE ENFERMEDADES **167**

Hay casos de personas temerosas de conocer su situación de salud, que ante la posibilidad de haber desarrollado una enfermedad de las calificadas como graves se abstienen de visitar al médico. Sin embargo, deben subrayarse los importantes beneficios de la detección oportuna de enfermedades, algunos son:

- Mayores posibilidades de resolver la enfermedad y recuperarse.

- Disminución de la mortalidad por enfermedades que pueden detectarse en etapas iniciales.

- Incremento de las posibilidades de tener éxito con el tratamiento.

- Menores complicaciones y secuelas de la enfermedad.

- Tratamientos más sencillos y efectivos.

- Menores costos para las instituciones y los individuos.

Visitas periódicas al médico

Entre las prácticas preventivas de la salud se encuentran las visitas regulares al médico, sin que prive necesariamente una condición de enfermedad. Esto reitera la necesidad y conveniencia de cambiar el concepto de cultura curativa hacia una cultura de la prevención. El objetivo de estas visitas incluye: anticipar en lo posible padecimientos, disminuir riesgos de alguna enfermedad sobre todo si hay antecedentes, actualizar vacunas, revisar la conveniencia de exámenes médico específicos, mantener la relación y comunicación con el médico y propiciar un estilo de vida saludable.

La frecuencia de las visitas es variable, depende de factores como la condición de salud, antecedentes personales y edad, por citar algunos; puede ser cada 3 o 6 meses, 1, 3 o 5 años, según la persona. El conocimiento del paciente le ofrece al médico un mejor panorama para tratarlo o canalizarlo adecuadamente.

Un aspecto muy importante es seleccionar un médico con el que se establezca buena comunicación, al que se le tenga confianza para comentar asuntos personales, que sea receptivo, sepa escuchar las preocupaciones y dudas del paciente y a quien se le reconozca por sus valores éticos.

Consultas al médico

Tomar el tiempo para preparar la visita al médico ayuda a ofrecer información completa, bien estructurada y ordenada, seguramente de gran utilidad para un mejor diagnóstico por parte del médico, de ahí la conveniencia de revisar con detalle y hacer una lista de los puntos que se desee tratar:

- Motivo principal de la consulta

- Percepción de los problemas de salud

- Problemas detectados en orden de importancia

- Síntomas identificados

- Fecha aproximada de aparición y frecuencia de los síntomas

- Definir si el malestar es constante o surge ocasionalmente

- Especificar las situaciones en que se presenta

- Condiciones en que disminuyen o intensifican las molestias

- Especificar cuándo se ha tomado medicamento

- Comentar si ha empeorado en últimas fechas

- Su relación con otro tipo de malestares

Cuando se ofrece información condensada y precisa al médico, él contará con mayores elementos para identificar la causa de un problema, solicitar estudios o exámenes médicos adicionales, decidir acciones efectivas, optimizar el tiempo de la consulta y, sobre todo, aumentar las probabilidades de un diagnóstico acertado. Es buena idea sugerir a los doctores que proporcionen a sus pacientes un breve formulario, previo a la consulta, en donde ellos expresen los motivos, inquietudes y dudas que quieran comentar.

Al concluir una consulta, conviene cerciorarse de haber cubierto y entendido todos los aspectos tratados:

- El diagnóstico y la interpretación del médico, especialmente si el padecimiento es delicado o grave. Informarse sobre especialistas u otros médicos en caso de desear una segunda opinión.

- Tener claras las instrucciones del doctor. Para asegurarse, conviene repetir al médico con sus propias palabras la prescripción.

- Preguntar sobre los costos de tratamiento, exámenes y medicamentos. Saber de opciones de genéricos y de medicamentos alternos en caso de no encontrar el prescrito.

- Aclarar las fechas de inicio y final del tratamiento y medicamentos, dosis, forma de tomarlos, probables efectos secundarios e interferencia con otras sustancias, y causas que puedan provocar la suspensión del tratamiento o medicamento.

- Acordar la fecha de la siguiente consulta y alternativas de comunicación con el médico en caso de dudas o complicaciones.

Otro elemento valioso es contar con una historia clínica personal, tenerla en casa y utilizarla sobre todo en la primera entrevista con el médico, pues le permite tener una visión amplia. Algunas sugerencias sobre los puntos más relevantes en una historia clínica son:

1. Datos personales. Nombre, fecha y lugar de nacimiento, dirección, teléfono y correo electrónico.
2. Referencia y datos de la persona a quien avisar en caso de accidente o emergencia.

3. Información del seguro médico o institución que lo protege.
4. Antecedentes familiares. Enfermedades, causas de fallecimientos de padres, hermanos y abuelos que puedan ser indicativos de alguna predisposición genética.
5. Alergias a medicamentos, animales, plantas y cualquier sustancia.
6. Registros de vacunación.
7. Cirugías. Registro cronológico que indique lugar, médico y hospital.
8. Enfermedades de mayor gravedad en una lista por fechas.
9. Medicamentos y suplementos que se han tomado en los últimos tres meses.
10. Doctores visitados, especialidad y motivo de las consultas.

Es recomendable mantener actualizada la historia clínica.

Apego al tratamiento

En países desarrollados, las estadísticas señalan una adherencia al tratamiento de enfermedades crónica no transmisibles de apenas 50%, mientras que en países en vías de desarrollo las cifras de adherencia son incluso menores. Entre los principales factores de la falta de apego a la prescripción médica se encuentran:

- Prescripción del médico confusa y/o incorrecta.
- Poca concentración del paciente en las instrucciones del médico.
- Explicación apresurada del tratamiento, sus beneficios y sus riesgos.
- Deficiente relación médico-paciente.

El incumplimiento del tratamiento se manifiesta frecuentemente al abandonarlo, tomar cantidades mayores o menores a las estipuladas, o alargar o acortar las fechas prescritas.

Las consecuencias de la falta de apego al tratamiento médico son sumamente variadas, en algunas ocasiones de gravedad. Los pacientes pueden presentar complicación de su enfermedad, aumento de los costos médicos, complicaciones futuras o necesidad de hospitalización, por citar algunas.

Visitar al médico y no seguir la prescripción del tratamiento significa perder lamentablemente el dinero, el tiempo invertido y comprometer la salud. Tomar los medicamentos siguiendo puntualmente las indicaciones del médico es una responsabilidad exclusiva del paciente.

Riesgos de la automedicación

Sea por iniciativa propia o bien por acceder a las recomendaciones de personas ajenas al médico como amistades, familiares, o encargados de farmacias, la automedicación sin control médico es una práctica que debe suprimirse, pues es causa de diversos riesgos para la salud, algunos potencialmente graves y muchos desconocidos por las personas, como los siguientes:

- Toxicidad, efectos secundarios, reacciones negativas y hasta casos de intoxicación.

- Inefectividad al utilizarse en situaciones no indicadas, por ejemplo, los antibióticos no son efectivos en procesos vírales.

- Dependencia hacia ciertos medicamentos e incluso adicciones.

- Enmascaramiento de algunos procesos clínicos, lo cual dificulta y llega a retrasar el diagnóstico y la efectividad del tratamiento en una fase posterior.

- Reacciones con otros medicamentos o alimentos que se tomen, lo que puede provocar una potenciación o disminución en el efecto del medicamento.

- Resistencias a los antibióticos, pues su uso excesivo propicia que los microorganismos desarrollen mecanismos de defensa, y que cuando realmente se necesiten sean inefectivos.

- Hay riesgos severos incluso en pastillas comunes, como las aspirinas o algunas vitaminas, por varias razones, la principal es que cada persona es diferente y puede manifestar una reacción distinta.

- En ocasiones se compra un medicamento porque en el pasado fue recetado o por recomendación, pero esa práctica conlleva riesgos.

- A veces la razón de la automedicación es el factor económico, pues se "ahorran" los honorarios médicos y los contratiempos de asistir a la consulta.

PERCEPCIÓN DE LA DETECCIÓN OPORTUNA DE ENFERMEDADES

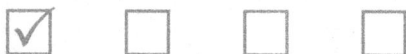

① **¿Acostumbra visitar al médico aun sintiéndose bien?**

Casi nunca ☐　　Ocasionalmente ☐　　Con frecuencia ☐

② **¿Tiene un médico que conozca su historial de salud?**

Sí ☐　　Sí, aunque lo visito poco ☐　　No ☐

③ **¿Lleva a la consulta médica una lista de sus posibles problemas de salud?**

Sí ☐　　En ocasiones ☐　　Casi nunca ☐

③ **¿Cuenta con una historia clínica personal?**

Sí ☐　　Requiere actualizarla ☐　　No ☐

⑤ **¿Le parece importante seguir la prescripción de su médico?**

Sí ☐　　En ocasiones ☐　　No ☐

⑥ **¿Tiene la práctica de automedicarse o seguir las sugerencias de personas ajenas al médico?**

Sí ☐　　A veces ☐　　Casi nunca ☐

Exámenes médicos

Importancia

La medición es una herramienta fundamental en un sinnúmero de situaciones cotidianas, está dirigida a obtener información precisa en aspectos diversos como índices de productividad, registros de ventas, valores de utilidades, cuantificación de la población de un país, cifras de nacimientos en un determinado periodo, etcétera. Para conocer el estado de salud de un individuo se requiere realizar exámenes médicos con regularidad a fin de detectar sus factores de riesgo, controlarlos y llevar a cabo acciones preventivas y correctivas enfocadas a preservar o mejorar su estado de salud. Es imposible "adivinar" las condiciones de un individuo si no se efectúan mediciones y se les da seguimiento.

¿Cuáles exámenes médicos son convenientes? El tema de la salud tiene carácter personalizado, y de igual forma el tipo de examen médico varía en función de factores como género, edad, antecedentes heredo-familiares, factores de riesgo, condiciones ambientales, entre otras. El médico es quien, conjuntando estos elementos, debe prescribir los adecuados en cada caso.

Pruebas básicas

No obstante, hay también algunos criterios generales sobre las pruebas básicas que la población de adultos debe realizarse, recomendadas por tres asociaciones reconocidas de Estados Unidos de América: las asociaciones del Corazón, Diabetes y Cáncer, que recomiendan ocho pruebas fundamentales, las cuatro primeras se enfocan en los factores de riesgo de las enfermedades cardiovasculares, cerebro-vasculares y diabetes mellitus, y el resto en diferentes tipos de cáncer.

1. Control de peso. En el capítulo 4 se habla de la conveniencia de hacer mediciones semanales o quincenales del índice de masa corporal, el porcentaje de grasa y la circunferencia de la cintura, pues el sobrepeso y la obesidad tienen una influencia decisiva en el desarrollo de ECNT, puntualmente en la diabetes y enfermedades cardio-vasculares.

2. Presión arterial. La hipertensión es llamada la "asesina silenciosa", pues el paciente no siempre la detecta. En México, según la Encuesta Nacional de Salud y Nutrición de 2012, alrededor de una tercera parte de los adultos sufren de hipertensión, y casi la mitad de ellos desconocían tenerla. ¿Cómo es posible controlar un padecimiento tan grave cuando el individuo desconoce estar enfermo? La prueba de la presión arterial es muy sencilla: mediante un baumanómetro se mide, la presión alta es la sistólica y la presión baja es la diastólica. Se recomienda medirla a partir de los 20 años, por lo menos cada dos.

3. Perfil de lípidos. En una muestra de sangre se analizan los valores de colesterol total, colesterol de baja densidad LDL ("colesterol malo"), colesterol de alta densidad HDL ("colesterol bueno"), y triglicéridos (otras grasas en la sangre). Los valores fuera de rango de los lípidos aumentan los riesgos de sufrir un ataque cardiaco y un evento cerebro-vascular, de ahí la importancia de tenerlos bajo control. A partir de los 20 años se recomienda realizar el perfil de lípidos cada 5 años, y posteriormente, a partir de los 50 cada 3 años.

4. Glucosa. La determinación de glucosa en la sangre es una prueba para identificar los riesgos de diabetes mellitus. Se realiza en ayunas, lo que se conoce como análisis de glucemia. Es importante recordar la alta prevalencia de diabetes en México, e inclusive la predisposición genética que se ha identificado en la población mexicana, por ello se sugiere monitorear esta prueba desde la adolescencia, y en función de los resultados establecer la frecuencia de las valoraciones subsecuentes.

5. Examen de mamas. Se trata de una exploración física de las mamas y las axilas en forma rutinaria que deben hacerse las mujeres para detectar oportunamente la presencia anormal de alguna "bolita" o tumor. La exploración de los pechos debe ser mensual a partir de los 20 años y cada 2 en clínicas. Como complemento se realiza la mastografía, un estudio de rayos X a partir de los 40 años, excepto cuando los antecedentes familiares influyan para que el médico determine otras fechas.

6. Citología. Es una prueba preventiva del cáncer de cuello de útero o cáncer de cérvix que detecta lesiones precancerosas causadas por el virus del papiloma humano. La realiza el médico en el consultorio y envía una muestra al laboratorio para su análisis. Se recomienda iniciar la prueba a los 20 años y repetirlo cada 3 años. Es factible que esta prueba se modifique en el futuro cercano debido a la vacuna del papiloma humano recientemente desarrollada.

7. Colonoscopía. Es una prueba enfocada a la prevención del cáncer de colon. Son básicamente tres exámenes: de las heces, a fin de detectar sangre oculta, radiografía del colon utilizando bario como contraste, y colonoscopía para observar el interior del colon; si existen pólipos o tumores, se mandan analizar. Esta prueba es para ambos sexos a partir de los 50 años, y el médico determina las fechas de futuros exámenes si son necesarios.

8. Antígeno prostático (APE) y tacto rectal. El cáncer de próstata es la primera causa de defunción por cáncer en los hombres. La prueba del antígeno prostático se lleva a cabo mediante la toma de una

muestra de sangre la cual se analiza para determinar su valor. El complemento de la prueba es mediante el tacto rectal, en donde el médico detecta dolor, aumento de la próstata o zonas duras indicativas de alguna anormalidad. La prueba se hace a partir de los 45 años, cada cinco años, hasta la edad de 60, cada 2 años hasta los 70 y posteriormente de modo anual.

La revisión dental y de ojos se recomienda una vez por año.

Indicadores

1. Control de peso: índice de masa corporal; % de grasa; medida de cintura. Pueden verse en el Capítulo 5-IV Antropometría.
2. Presión arterial (mm Hg)

Valor	Diastólica (baja)	Sistólica (alta)
Normal	< 80	< 120
Pre-hipertensión	80-89	120-139
Hipertensión grado 1	90-99	140-159
Hipertensión grado 2	> 100	> 160

3. Perfil de lípidos

Colesterol total mg/dl	LDL (malo) mg/dl	HDL (bueno) mg/dl	Triglicéridos mg/dl
< 200 óptimo	< 100 Óptimo	> 60 óptimo	< 150 óptimo
200-239 alto	100-129 alto	40-59 casi óptimo	150-199 alto
> 240 excesivo	> 130 excesivo	< 40 bajo	> 200 excesivo

4. Glucosa

< 100 normal	100-125 prediabetes	> 125 diabetes

Las recomendaciones anteriores son de carácter general y tienen el propósito de ofrecer un panorama sobre la prevención de los principales factores de riesgo derivados de las enfermedades crónicas no transmisibles. A excepción del control de peso, en las demás pruebas es el médico quien determina los exámenes para cada persona.

Check-up

Chequeo médico (*check-up*). Un chequeo médico, también conocido como un examen físico completo, es una herramienta preventiva y de diagnóstico importante. Algunos médicos recomiendan un chequeo médico ya sea anual, cada dos o tres años, de acuerdo con la edad.

La rutina de un chequeo médico comienza con una entrevista con el médico en donde el paciente comenta sus antecedentes, cirugías, padecimientos mayores, registros de vacunación, preocupaciones y síntomas del presente. Se realizan exámenes variados: química sanguínea, análisis de orina, heces fecales, pruebas hepáticas, revisión de piel y otras más. Ciertamente, varias de las pruebas no son necesarias y se efectúan simplemente como parte de la rutina. Los chequeos médicos tienen por lo general un costo elevado y tardan hasta tres días en realizarse.

Otra corriente de profesionales de la salud se inclina por pruebas estratificadas cuando la persona está aparentemente sana, de acuerdo con la edad y el género, con una periodicidad determinada, y ampliar los estudios sólo si existen dudas del médico en las valoraciones.

PERCEPCIÓN DE EXÁMENES MÉDICOS

① **¿Cuáles son sus valores de antropometría?**

Peso_____ kg   Lo desconozco ☐   Estatura _____ cm
Lo desconozco ☐

Índice de masa corporal _____   Lo desconozco ☐
% de grasa _____   Lo desconozco ☐

Medida de cintura _____ cm   La desconozco ☐

② **¿Cuál es el rango de su índice de masa corporal?**

Bajo peso > 18.5 ☐   Peso saludable 18.5-24.9 ☐

Sobrepeso 25.0-29.9 ☐   Obesidad > 30.0 ☐

③ **¿Presión arterial?**

Presión arterial: diastólica (menor) _____   Sistólica (mayor) _____
La desconozco ☐

④ **¿Datos de glucosa?**

Glucosa _____   La desconozco ☐

⑤ **¿Perfil de lípidos?**

Colesterol total _____   Lo desconozco ☐
Colesterol LDL _____   Lo desconozco ☐

Colesterol HDL _____   Lo desconozco ☐
Triglicéridos _____   Lo desconozco ☐

Mujeres

① **¿Acostumbra realizar una exploración física de mamas y axilas en forma rutinaria?**

Sí ☐   Ocasionalmente ☐   No, los haré próximamente ☐

② **¿Acostumbra realizarse periódicamente la prueba de mastografía?**

Sí ☐   No ☐   Planeo hacerla próximamente ☐

Hombres

① **¿Conforme a su edad, acostumbra realizar la prueba de antígeno prostático y tacto rectal?**

Sí ☐   No ☐   Planeo hacerlos próximamente ☐

Ambos

① **¿Si tiene más de 50 años, ha realizado algunas de las pruebas de colonoscopía?**

Sí ☐   No ☐   Planeo hacerla próximamente ☐

PREVENCIÓN DE LESIONES

Lesiones deportivas

La lesión es un daño en el cuerpo originado por causas muy diversas como golpes, caídas, torceduras, quemaduras, colisiones, entre otras. Las lesiones pueden ocurrir prácticamente en cualquier sitio: en la casa, en el transporte público o privado, en la calle, en el trabajo, practicando un deporte, etc. En este capítulo se analizarán las llamadas lesiones deportivas.

En la actualidad algunos sectores de la sociedad tienen gran interés por su salud y su calidad de vida, como demuestra el auge de la práctica de actividades deportivas. El mayor tiempo dedicado al deporte, las exigencias y la especialización en las múltiples disciplinas, así como el incremento de los participantes han propiciado que la incidencia de lesiones de todo tipo aumente también.

Un problema grave para el deportista, ya sea recreativo o profesional, es enfrentarse a una lesión. Sea leve o hasta muy grave, y dependiendo del caso, la inhabilitación será por un lapso corto o hasta por tiempo indefinido. No todas las lesiones pueden evitarse, pero la gran mayoría son susceptibles de prevenirse siguiendo prácticas seguras y adecuadas al tipo de disciplina, ya sea una simple caminata o un deporte extremo.

El principal objetivo del deportista debe ser NO LESIONARSE, pues así podrá realizar el ejercicio en forma ininterrumpida, mejorar su rendimiento, evitar costosas y molestas rehabilitaciones y concentrarse tanto en su ejercicio como en sus actividades cotidianas. Conjuntamente a las prácticas de prevención, debe apegarse a los tratamientos de rehabilitación y al proceso de readaptación a la actividad, tanto desde el punto de vista fisiológico como psicológico.

La realidad nos indica que hay una pobre cultura preventiva de lesiones deportivas, derivada del bajo nivel de conocimiento de las bases de los deportes, poco seguimiento a los tratamientos de rehabilitación de lesiones y prácticas inadecuadas en la reincorporación posterior al ejercicio.

Tipo de lesiones

Las causas de las lesiones deportivas pueden clasificarse en tres grupos:

a) Choques, encontronazos, tropezones, impactos contra elementos o materiales ubicados en el área de prácticas o contra otros deportistas, terrenos irregulares o de dureza excesiva. Estos accidentes suelen provocar traumatismos como magulladuras, contusiones, torceduras y fracturas.

b) Mala ejecución de los movimientos de la disciplina, derivada de una biomecánica incorrecta o bien de equipamiento inadecuado, lo cual favorece lesiones como esguinces, luxaciones y dislocaciones, generalmente relacionadas con los ligamentos y articulaciones del deportista.

c) Lesiones ocasionadas por movimientos repetidos y continuos que provocan cargas acumuladas excesivas en determinadas partes del cuerpo, como pies, brazos o muñecas, las cuales tienden a provocar daños en articulaciones, músculos y tendones.

Entre los factores implicados en las lesiones deportivas están las características y predisposiciones del deportista, su nivel de estrés, los desequilibrios musculares, el sobreentrenamiento y la fatiga muscular.

Una lesión puede afectar cualquier parte del cuerpo, y su probabilidad está relacionada con las distintas especialidades deportivas. Desde el punto de vista de su gravedad se clasifican en:

- Leves. Requieren atención y tratamiento, pero puede continuarse la actividad deportiva.

- Moderadas. Más severas, provocan disminución en la intensidad de las cargas de trabajo.

- Graves. Implican la suspensión del ejercicio durante más de un mes, y en ocasiones requieren hospitalización e intervenciones quirúrgicas.

- Graves con deterioro crónico. Por su gravedad y largo periodo de recuperación afectan considerablemente el rendimiento deportivo, y es frecuente la conveniencia de cambiar de disciplina.

- Graves con incapacidad permanente. Por su gravedad implican una discapacidad funcional o neurológica, y se requieren ajustes en el estilo de vida.

Qué hacer ante una lesión

En primer lugar se debe prestar atención a cualquier señal inicial de una lesión; en términos coloquiales se conoce como "saber escuchar el cuerpo" y detenerse cuando se percibe una duda fundamentada, para evitar de esa forma la lesión.

No es conveniente aguantar el dolor de una lesión, es preferible retirarse del ejercicio en ese momento, pues de lo contrario no sólo se agravará la lesión, sino además puede provocarse otra, pues para protegerse el organismo en forma automática realiza ciertos ajustes de compensación en la parte lesionada y recarga el esfuerzo en otras partes del cuerpo.

Algunas lesiones deben ser inmediatamente examinadas por el médico, y otras pueden ser tratadas por el deportista. Es preferible tener atención médica cuando:

- La lesión causa dolor persistente, progresivo o severo, hinchazón o adormecimiento.

- Alguna lesión previa continúa causando dolor o bien se hincha.

- La articulación presenta deformidades o inestabilidad.

- Hay incapacidad para mover la articulación.

- No es posible sostener ningún peso en el área lesionada.

- La lesión se agrava.

Si no hay ninguna de las situaciones anteriores, se recomienda utilizar el método HICER (Hielo, Compresión, Elevación y Reposo) para aliviar el dolor, disminuir la hinchazón y acelerar la recuperación. Son cuatro los pasos que deben seguirse durante las 48 horas posteriores a la lesión:

- Hielo. Colocar una compresa en el área lesionada por 10 a 15 minutos, preferentemente entre 4 y 8 veces al día. Pueden ser cubos de hielo o hielo frappé en una bolsa protegida con una tela, o una compresa fría como un gel. No debe aplicarse directamente o por periodos mayores a 15 minutos, pues debe evitarse una quemadura.

- Compresión. Aplicar presión en el área lesionada con objeto de disminuir la hinchazón. Se recomienda utilizar un vendaje elástico que cubra totalmente la zona afectada, un yeso o un entablillado, de acuerdo con las características de la lesión.

- Elevación. Con el fin de reducir la hinchazón, elevar el área lesionada a un nivel más alto que el corazón, por ejemplo, sobre una almohada.

- Reposo. Evitar o disminuir las actividades. En lesiones de pie, tobillo o rodilla, no apoyar esa pierna y utilizar muletas. Si sólo se va a usar una muleta, debe ser del lado contrario a la pierna lastimada.

Rehabilitación de una lesión

Uno de los mayores retos para el deportista que ha sufrido una lesión es tener paciencia para permanecer en reposo el tiempo suficiente y lograr su completa rehabilitación. Las ansias por regresar a su entrenamiento y "no perder condición" pueden impedirle una adecuada recuperación con el grave riesgo de convertir su lesión en crónica. El tiempo es el principal factor de rehabilitación, es sumamente variable, pues depende del tipo de lesión: las musculares suelen requerir entre cuatro y ocho semanas, mientras que la fractura de un hueso tarda entre ocho y doce. Las terapias de rehabilitación y ciertos anti-inflamatorios y relajantes musculares recetados por médicos especialistas son complementarios al "tiempo de reposo".

Sin duda alguna, las lesiones deportivas tienen gran relevancia no sólo para el atleta, en ocasiones también para sus familiares y personas cercanas. El deportista lesionado debe afrontar un periodo de inactividad aunado a la tensión, dolor e incertidumbre sobre su efectiva recuperación y rendimiento posterior.

Anteriormente los esfuerzos se concentraban en el ámbito fisiológico de la lesión, por fortuna, en la actualidad la rehabilitación de una lesión se trata de forma integral, con la participación de varios especialistas del deporte. Uno de los puntos fundamentales es identificar los factores biomecánicos, físicos y psicológicos que han provocado la lesión, pues este conocimiento posibilitará una mejor y más rápida recuperación, y servirá para disminuir las posibilidades de repetir la lesión en el futuro.

Hay diferentes tipos de terapias tanto para la prevención como la rehabilitación de lesiones. Se describen ocho de ellas, las primeras cinco pueden ser aplicadas directamente por el deportista y las últimas tres por terapeutas especializados. Los objetivos en todos los casos son mejorar el rendimiento deportivo, acortar los tiempos de rehabilitación, lograr un mejor resultado con las técnicas empleadas. Entre las más comunes se encuentran las siguientes:

- Crioterapia. Aplicación de frio, generalmente hielo dentro de una bolsa de plástico para evitar su contacto directo con la piel, o un gel frio. El objetivo es aliviar el dolor y reducir la hinchazón vía vasoconstricción. Cuanto más pronto se aplique, se obtendrá mejor resultado. Se recomiendan varias sesiones diarias de alrededor de 15 minutos por dos o tres días después de la lesión. Los deportistas también utilizan este procedimiento cuando el entrenamiento o la competencia han sido intensos, a fin de lograr una mejor y más rápida recuperación.

- Terapia de calor. El calor debe emplearse después de 72 horas de la lesión, pues antes puede producir un edema estático. Debe alternarse aplicando primero hielo por 15 minutos y posteriormente calor por el mismo tiempo. El uso del calor o el frio debe limitarse a 15 minutos y siempre estar atentos a evitar quemaduras.

- Crio-cinética. Se utiliza para aliviar los tejidos contraídos o rígidos después del ejercicio. Se aplica hielo por 15 minutos como máximo y se realizan con cuidado estiramientos de las partes ejercitadas.

- Elevación de piernas. Estando recostado, simplemente se elevan las piernas con una inclinación suficiente para mantener los tobillos por arriba del plano del corazón, por espacio de 15 a 20 minutos. Con este ejercicio, al disminuir la presión hidrostática mejora la circulación venosa y se disminuye el edema cuando es de pies o piernas.

- Hidroterapia de contraste. Después del ejercicio se alternan duchas de agua caliente y fría por dos a tres minutos. Se repite el procedimiento alrededor de tres veces. Como el agua fría es un vasoconstrictor y el agua caliente es un vasodilatador, el contraste en las temperaturas favorece la circulación de las áreas expuestas; se utiliza especialmente en las extremidades, no en todo el cuerpo.

- Diatermia. Se aplica calor de alta frecuencia en el tejido lesionado. El calor penetra hasta 7 cm e incrementa la vasodilatación, pero sin producir hinchazón estática.

- Electro-estimulación. Mediante el uso de electrodos se contrae la musculatura para disminuir el edema. Las sesiones son de alrededor de 15 minutos, normalmente combinadas con tratamientos de diatermia, crioterapia y elevación de piernas.

- Ultrasonidos. Se aplican ondas de sonido de alta frecuencia la cual penetra en el tejido muscular de 3 a 6 cm para liberar las adherencias musculares ocasionadas por la lesión.

En los últimos años se ha constatado la gran importancia del psicólogo del deporte. La adaptación psicológica del atleta lesionado es un aspecto clave en su proceso de rehabilitación. Afrontar en forma inadecuada una lesión puede derivar en un lento y difícil proceso, con temores y dudas sobre su futuro deportivo.

Los deportistas responden psicológicamente de distinta forma frente a las lesiones deportivas. Unos aceptan adaptarse a su nueva condición y la convierten en un reto personal como una oportunidad de aprendizaje y crecimiento; otros lo toman como una situación amenazante difícil de sobrellevar. La diferencia entre ambas actitudes tiene origen en su personalidad y en el apoyo social en su entorno.

Se ha desarrollado una gran variedad de teorías en torno a la rehabilitación psicológica, entre ellas la de Heil (1993), que destaca tres maneras del deportista de responder ante una lesión: angustia, negación de la lesión o enfrentamiento a ella. La respuesta de angustia es resultado del impacto emocional negativo (*shock*), la desesperación, la frustración, la impotencia y la culpabilidad que siente el deportista por mantenerse alejado de su actividad deportiva por un tiempo. La negación de la realidad muestra escepticismo, se resta importancia al hecho y a la gravedad como mecanismo para mitigar temporalmente la angustia, pero ello se convierte en obstáculo para su rehabilitación. La respuesta de enfrentamiento es desde luego la más positiva y provechosa pues se acepta la lesión y hay disposición para contrarrestar las dificultades de la rehabilitación.

Las dos primeras respuestas son más habituales durante las primeras fases de recuperación. Gradualmente el deportista lesionado encuentra la forma de enfrentarse a su lesión con ayuda del tratamiento fisiológico y psicológico. Los factores ambientales y situacionales influyen en todos los casos en el proceso de rehabilitación.

Medidas preventivas

Como en el caso de las enfermedades crónicas no transmisibles (ECNT), siguiendo prácticas preventivas se puede evitar más del 50% de las lesiones. En general son cuatro los objetivos de disminuir los factores de riesgo:

a) Mejorar la formación específica del deportista: informarlo y orientarlo sobre la conveniencia de su preparación física, hábitos de vida saludables y el conocimiento de las medidas preventivas de lesiones deportivas.

b) Proporcionar asesoría psicológica a fin de reducir la probabilidad de lesionarse mediante prácticas de relajación, visualización y concentración.

c) Planificar el entrenamiento y competición con objetivos realistas de acuerdo con la situación particular del deportista, evitando cargas de trabajo excesivas que puedan desencadenar su sobreentrenamiento.

d) Mejorar los recursos técnicos, escoger adecuadamente los ejercicios para mejorar su ejecución, cuidar el equipamiento deportivo y orientar en el aspecto mental y estratégico relacionado con la disciplina.

Algunas recomendaciones puntuales para la prevención de lesiones son:

✔ Ser consciente de la aptitud física actual y regular cuidadosamente las cargas de entrenamiento.

✔ Aprender la técnica del deporte.

✔ Conocer los límites y aprender a escuchar el cuerpo.

✓ Aumentar el tiempo y la frecuencia del ejercicio gradualmente.

✓ Incrementar la intensidad poco a poco.

✓ Alternar días de ejercicio vigoroso y moderado para la recuperación de los músculos.

✓ No pretender ser un "guerrero de fin de semana" realizando en uno o dos días el ejercicio de siete.

✓ Utilizar equipo protector según se requiera.

✓ Seleccionar el equipo y calzado apropiado para cada persona.

✓ Realizar ejercicios de calentamiento de 5 a 10 minutos.

✓ Evitar los ejercicios de estiramiento al principio, pues al estar fríos los músculos puede provocarse una lesión.

✓ Si se realizan ejercicios de estiramiento al inicio, deben ser muy leves y alternados con los de calentamiento.

✓ Antes de concluir la sesión, terminar con un periodo de enfriamiento.

✓ Al finalizar la sesión deben incluirse ejercicios de estiramiento.

✓ Evitar el sobreentrenamiento, una de las principales causas de lesión entre los deportistas.

✓ Al correr, preferir las superficies planas y suaves, y evitar el concreto y el adoquín.

✓ Complementar el ejercicio de resistencia con ejercicio de fuerza y viceversa, y añadir en ambos casos los ejercicios de flexibilidad.

✓ Incorporar el "entrenamiento cruzado", o sea, uno distinto a su deporte principal: los ejercicios de yoga, pilates, *spinning*, etc. son buenas opciones.

✓ Destinar uno o dos días de descanso a la semana como parte integral del entrenamiento.

Al regresar de una lesión, deben extremarse las precauciones, reto-
mando poco a poco el ejercicio con

"paciencia y humildad", pues muy probablemente se haya perdido
temporalmente condición física e incluso se haya ganado algo de peso;
pero debe recordarse que la ansiedad y la precipitación pueden ocasionar
nuevas lesiones.

Hay casos de personas que sufrieron una lesión en el pasado y la han
tomado como "justificante" para eliminar el ejercicio de su vida. Una lesión
puede significar un paréntesis en la actividad física cotidiana, sin embargo,
hay un amplio abanico de opciones de disciplinas y ejercicios, y además se
cuenta con excelentes alternativas para sobreponerse a una lesión y fortalecer la parte afectada con ejercicios recomendados por médicos y especialistas del deporte.

A excepción de casos aislados de incapacidad total, lo más importante
siempre es tener aptitud positiva y encontrar opciones de ejercicio ajusta-
das a las condiciones particulares.

PERCEPCIÓN DE LESIONES

☑ ☐ ☐ ☐

① **¿Ha sufrido en el pasado alguna lesión de cierta gravedad que lo haya alejado por más de tres meses de la actividad física?**

Sí ☐   No ☐   Sí, menos de 1 año ☐   Sí, más de 1 año ☐

② **¿Padece actualmente alguna lesión?**

Sí ☐   No ☐

③ **¿Está siguiendo alguna terapia o práctica de rehabilitación?**

Sí ☐   No ☐

④ **¿Considera que la asesoría de un médico del deporte u ortopedista puede ayudarlo para sanar su lesión?**

Sí ☐   No ☐   No estoy seguro ☐

⑤ **¿Planea retomar su ejercicio en las siguientes semanas?**

Sí ☐   No ☐   Lo estoy evaluando ☐

TABACO

Riesgos del tabaquismo

Conforme avanzan las investigaciones sobre el tabaco se confirman los enormes perjuicios a la salud, y sin embargo, a pesar de las reiteradas advertencias por parte de instituciones de salud y gobiernos, el número de fumadores continúa siendo muy elevado.

Hace algunas décadas se tenían sospechas sobre los riesgos del tabaco, ahora todos están perfectamente documentados y confirman sus nocivos y letales efectos. En cambio, aún no se reconocen plenamente los daños ocasionados por el humo de segunda mano, emanado de los fumadores y aspirado por las personas a su alrededor, quienes por lo general ignoran los graves perjuicios que reciben.

El cigarro es un sistema de "alta ingeniería" diseñado para suministrar la droga. Cuando el fumador inhala consume de 1 a 2 mg de nicotina, la cual llega rápidamente al torrente sanguíneo y penetra en el cerebro. En promedio, un fumador inhala 10 veces durante los 5 minutos en que consume su cigarro; si fuma una cajetilla al día, habrá recibido en promedio 200 inhalaciones de nicotina.

Trátese de cigarros regulares o *light*, puros o pipa, el tabaco es tabaco en todos los casos y las consecuencias para el fumador son iguales de dañinas. Se han identificado entre 5 000 y 7 000 sustancias químicas en el humo de tabaco; una de ellas, la nicotina, es el principal componente adictivo. Recientemente han aparecido productos de tabaco sin humo, como el tabaco en polvo (rapé o "snuff") y el tabaco de mascar, los cuales también son perjudiciales, pues contienen nicotina y sustancias químicas tóxicas.

Entre las sustancias químicas de tabaco se han identificado más de sesenta agentes cancerígenos, tales como: alquitranes, arsénico, formaldehido, níquel, cadmio, cloruro de vinilo, y polonio. También intervienen otros productos perjudiciales al organismo, entre los que destacan monóxido de carbono, metanol, acetona, cianuro de hidrógeno, acroleína, tolueno y amoniaco.

Enfermedades del fumador

Los problemas de salud por el tabaco son muchos y varios de ellos muy graves. El cáncer de pulmón es uno de los riesgos más conocidos; se estima que alrededor de 90% de estos padecimientos está relacionado con el tabaco, y también es un factor de riesgo en diferentes tipos de cáncer: boca, laringe, faringe, esófago, estómago, páncreas, riñón, vejiga, hígado y cuello uterino.

El corazón es severamente afectado por el tabaco, los infartos son bastante más frecuentes entre los fumadores, así como diversas enfermedades cardiovasculares como hipertensión, insuficiencia cardiaca y aterosclerosis. Por ser la nicotina un potente vasoconstrictor, origina la disminución del grosor de las arterias y vasos coronarios, y aumenta en consecuencia el ritmo cardiaco y la presión arterial.

En el aparato digestivo puede provocar úlcera y gastritis, impotencia y la pérdida del deseo sexual también están relacionadas. La primera causa de la enfermedad obstructiva crónica pulmonar (EPOC) es derivada del tabaco; males como el enfisema pulmonar, la bronquitis, la osteoporosis, las enfermedades renales, la esclerosis múltiple, son más comunes en el fumador.

Merecen mención especial los graves trastornos ocasionados por el tabaco durante el periodo de gestación: aumenta el riesgo de un aborto espontáneo y de la mortalidad perinatal, son mayores las posibles complicaciones del embarazo y parto, y el bebé tiene un menor peso al nacer. Los hijos de madres fumadoras tienen mayor probabilidad de sufrir la patología conocida como muerte súbita del lactante.

Hay evidencias de altas tasas de morbilidad psiquiátrica asociadas con el uso de tabaco por adolescentes y adultos fumadores, incluyendo el abuso de otras sustancias. Casi la mitad de las personas con trastornos psiquiátricos y alrededor de 80% de los alcohólicos son fumadoras.

Causas de la adicción

Las causas de la adicción al tabaco son multifactoriales, algunas relacionadas con la publicidad en los medios de comunicación. Al principio muchos de los fumadores tienen condicionantes sociales como reconocimiento, aceptación y transgresión de las prohibiciones, por citar las principales. En una etapa posterior se encuentran motivos de carácter psicológico, como el aparente placer producido por fumar, las sensaciones de relajación y concentración, así como su uso como antidepresivo o para calmar la ansiedad.

Estos supuestos beneficios, tienen un precio demasiado alto, como se comprueba en las enfermedades provocadas por el tabaquismo, la fuerte dependencia física y psicológica que propicia el llamado síndrome de abstinencia cuando el fumador intenta alejarse del hábito y debe afrontar síntomas de ansiedad, irritabilidad y en algunos casos dolor de cabeza.

Los niños de edades entre 6 y 10 años son muy receptivos a los padres, por lo tanto es una etapa muy conveniente para comentarles los daños del tabaco y enseñarles que la mejor manera de evitar la adicción es no fumar ni un solo cigarro. De igual forma, es importante que aprendan a decir NO ante influencias nocivas de terceros, y que sepan que esto, en lugar de ser signo de debilidad, es una demostración de fortaleza de carácter.

Los adolescentes conocen los daños del tabaco, sin embargo los efectos negativos por ser de largo plazo son ignorados, y predominan otros factores de mayor influencia como los sentimientos de ser grandes, y la integración a grupos de amigos fumadores. Prevenir que los jóvenes inicien con el hábito a una edad temprana y tratar a quienes ya han comenzado son prioridades de la atención médica primaria. Si se logra el éxito en estos objetivos, se impactará de manera positiva su salud a lo largo de su vida. Fumar ocasionalmente puede desencadenar la adicción al tabaco.

El consumo del tabaco por adolescentes no sólo es el resultado de las influencias psicosociales, como presión por parte de los compañeros o amigos. Recientes investigaciones sugieren de la posibilidad de que existen razones biológicas en este periodo de mayor vulnerabilidad. En jóvenes, el tabaquismo parece estar fuertemente asociado con un riesgo mayor de desarrollar diversos trastornos mentales en etapas posteriores.

Humo de segunda mano

Se le llama fumar involuntariamente o fumar pasivamente al hecho de que las personas que no fuman son expuestas y respiran el humo que contiene la nicotina y los químicos tóxicos del tabaco. Cuanto más se expone al humo de segunda mano, mayor será el daño al organismo.

En la mayoría de los casos el fumador reconoce los daños hacia su salud, sin embargo, es poco probable que tengan conciencia e información sobre los grandes perjuicios que están provocando a quienes están cerca. Por su parte, el fumador pasivo por ignorancia o "educación" (mal entendida) recibe los efectos dañinos del tabaco al aspirarlo.

El humo de segunda mano también se conoce como humo de tabaco en el ambiente. Este humo consiste en una mezcla de dos tipos de humo que provienen de la combustión del tabaco:

- Humo emitido al aire: proviene del extremo de un cigarrillo encendido, pipa o cigarro (puro).

- Humo de tabaco ambiental: exhalado por un fumador.

Hay importantes diferencias entre ambos tipos de humo: el emitido al aire por el cigarro, puro o pipa tiene concentraciones elevadas de agentes carcinógenos y es más tóxico por contener partículas pequeñas en comparación con el humo exhalado por el fumador.

Hechos del humo de segunda mano:

- No existe un nivel seguro de exposición al humo de segunda mano. Cualquier exposición es perjudicial.

- Provoca muertes a niños y a adultos que no fuman.

- Es causa de enfermedades en niños y en adultos que no fuman.

- Provoca cáncer de pulmón en personas que nunca han fumado, incluso si se trata de exposiciones breves.

- La exposición al humo de segunda mano durante el embarazo aumenta la probabilidad de aborto espontáneo, nacimientos de bebés muertos o con bajo peso, y otros problemas de embarazo y parto.

- Estar expuesto al humo de tabaco en el hogar también es un factor de riesgo que contribuye a nuevos y más severos casos de asma infantil.

Dejar de fumar

Se dice que la forma más efectiva de dejar de fumar es cuando se tiene un infarto. La expresión suena agresiva, sin embargo, es real; el tabaco daña progresivamente y de repente se manifiesta ya sea con un cáncer de pulmón, una embolia cerebral, un infarto u otro padecimiento. Cuando una persona percibe la posibilidad de encontrarse cerca del peligro de muerte, se activa el sentido de sobrevivencia y se propician decisiones que debieron haberse tomado mucho antes. Algunos individuos que han experimentado un evento difícil de salud, lo han aprovechado para cambiar a un estilo de vida seguro.

De todos son conocidos los grandes retos de romper con cualquier adicción. Quien decide terminar con el hábito de fumar debe preparase muy bien, escoger un momento propicio y seleccionar las estrategias apropiadas a sus características personales. Una forma de retirase del tabaco es fijar una fecha determinada, otra, reducir gradualmente el número de cigarros en el día; pero pueden combinarse: fijar una fecha y mientras se acerca bajar la cantidad de tabaco. Los métodos para dejar de fumar son muchos y muy variados, aunque siempre el paso más transcendental es el convencimiento personal. Sin embargo, en ocasiones el simple deseo no es suficiente. Es importante estar alerta a diversas situaciones asociadas al tabaco, como pueden ser lugares, amistades, ingerir café o bebidas alcohólicas.

La asesoría de un especialista antitabaco puede ser un gran apoyo para el fumador. Hay dos tipos de terapia principales para quien desea dejar de fumar:

- La terapia conductual tiene un rol integral en el tratamiento contra el tabaco, por si sola o con el apoyo de medicamentos. Contemplan diversos métodos para prevenir y mitigar el deseo de fumar utilizando materiales de autoayuda, así como terapias cognitivas-conductuales. Se orienta a las personas a reconocer los daños del tabaco, los estímulos del fumador, el estrés provocado por el síndrome de abstinencia, y a aumentar el apoyo social. Tradicionalmente, las terapias conductuales se realizan en lugares como clínicas para dejar de fumar, ambientes comunitarios y sitios de salud pública. En fechas recientes han aparecido otras opciones como apoyo por línea telefónica e internet.

- Las terapias de reemplazo de la nicotina son variadas: chicle o goma de mascar, parches, spray, inhaladores, entre otros. Son dirigidas a aliviar los síntomas del síndrome de abstinencia, proporcionando al fumador niveles menores de nicotina sin que contengan los productos cancerígenos asociados al tabaco.

Es importante para los profesionales en tratamientos contra el tabaco reconocer las características propias de cada persona y la diferencia de género. Investigaciones del National Institute on Drug Abuse (NIDA) en Estados Unidos de América, han detectado mayores dificultades en las mujeres en comparación con los hombres para dejar de fumar. Entre las razones se señalan mayor intensidad de los síntomas del síndrome de abstinencia y la preocupación por el aumento de peso. Se considera que las mujeres por lo general, aumentan su probabilidad de éxito cuando utilizan terapias cognitivas-conductuales. Estudios adicionales del NIDA sugieren que ciertos medicamentos contra el tabaquismo, como el bupropión y la naltrexona, pueden atenuar el incremento de peso probable al dejar de fumar, lo cual los convierte en una estrategia adicional para aumentar el éxito del tratamiento.

No siempre se consigue dejar de fumar en el primer intento, superar la adicción al tabaco es un reto formidable y debe apreciarse el esfuerzo de quien lo realiza. Quienes llegan a recaer no necesariamente están fracasando, más bien han avanzado en sus probabilidades en ser exitosos en un futuro intento, pues podrán analizar las causas de su recaída.

La forma más efectiva de retirase definitivamente del tabaco es reconocerse vulnerable a la adicción y no encender nunca más un cigarro, puro o pipa, y tampoco probarlo de otro fumador. Cualquier descuido o acto inconsciente, por muy ingenuo que parezca, puede echar por la borda los esfuerzos realizados.

Se obtienen grandes beneficios al dejar de fumar:

- En las primeras 24 horas de haber dejado de fumar, los niveles de monóxido de carbono y nicotina en el sistema circulatorio disminuyen, al igual que la presión arterial y la probabilidad de un ataque al corazón.

- Unos días después se respira mejor y se mejoran los sentidos del gusto y del olfato.

- Tres meses después de haber eliminado el hábito, el riesgo de un accidente cardiovascular disminuye significativamente.

- Los beneficios a largo plazo incluyen menores riesgos de un ataque al cerebro, cáncer pulmonar y otros tipos de cáncer y enfermedades coronarias. Un hombre de 35 años que deja de fumar aumenta su expectativa de vida en un promedio de 5 años.

Aumento de peso

Es necesario puntualizar que dejar de fumar no significa, de ninguna manera, aumentar de peso en forma automática; no obstante, existen factores paralelos que pueden influir para ganar peso, como mejoras en el gusto y el olfato, una alteración en el sistema nervioso o incluso alteraciones en él metabolismo y, en el caso de las mujeres, algunos cambios en la actividad hormonal.

Algunas de las siguientes medidas pueden contribuir a mantener el peso:

- Vigilar la densidad energética de los alimentos, prefiriendo las verduras, frutas y cereales integrales por su contenido de fibra.

- Ingerir lentamente los alimentos y levantarse de la mesa al terminar de comer.

- Tomar agua en mayor cantidad, antes y después de comer.

- Evitar el consumo frecuente de alcohol, pues se asocia con el tabaco y proporciona 7 kcal por gramo.

- Realizar un poco más de actividad física a la acostumbrada.

- Evitar tener en casa alimentos de los reconocidos como "preferidos", sobre todo en el periodo de deshabituación al tabaco.

- Cuidar de las reuniones o encuentros con grupos en donde se fume.

- Suprimir las botanas como cacahuates, nueces o almendras, de alto contenido energético, y reemplazarlas por verduras como apio y zanahoria.

- Mantener las manos ocupadas con un artículo diferente a un alimento, puede ser una pelota antiestrés.

PERCEPCIÓN DEL TABACO

☑   ☐   ☐   ☐

No fumador

① **¿Está expuesto constantemente a humo de segunda mano?**

No ☐   Ocasionalmente ☐   Sí ☐

Fumador actual

② **¿Está consciente de los riesgos ocasionados a su salud por el tabaco?**

Sí ☐   No en forma precisa ☐

③ **¿Ha intentado dejar de fumar en los últimos dos años?**

Sí ☐   No ☐

④ **¿Cuáles han sido las razones para no dejar de fumar?**

Demasiado arraigo ☐   Disfruto fumar ☐
Me alivia tensiones ☐   Temor a ganar peso ☐

Otra _____

⑤ **¿Planea dejar de fumar próximamente?**

Sí ☐   No ☐   Lo voy a considerar ☐

⑥ **¿Ha seleccionado una estrategia de apoyo?**

Sí ☐   No ☐   La estoy considerando ☐

⑦ **¿Qué tipo de terapia considera que puede ser mejor de acuerdo con sus características personales?**

Conductual ☐   De reemplazo ☐   Ambas ☐

⑧ **¿Planea apoyarse con un especialista o institución antitabaco?**

Sí ☐   No ☐   Lo estoy considerando ☐

⑨ **¿Cuáles son sus principales motivos para dejar de fumar?**

Mejorar mi salud ☐   Reducir el riesgo de enfermedades ☐
Sentirme mejor ☐

Respirar mejor ☐   Proteger a mi familia ☐
No dañar a los de mi alrededor ☐

Un embarazo sano ☐   Mejorar mi aliento ☐
Tener dientes y encías más sanos ☐

No oler a tabaco ☐   Ahorrar dinero ☐   Servir de ejemplo ☐

Otros _____

Alcohol

Contexto histórico y social del alcohol

La historia de las bebidas alcohólicas está ligada a la historia del ser humano, ha formado parte de nuestra cultura y sociedad desde hace muchos siglos. Hay constancia del uso del vino y la cerveza en distintas regiones como China, Egipto y Mesopotamia entre los años 4000 y 3500 antes de Cristo. En prácticamente todas las culturas se pueden observar variables similares de influencia en el consumo de alcohol: estatus, edad, género, estructura social, y un factor en la sociabilización e integración de los individuos en un determinado grupo.

El consumo de alcohol ha ocasionado siempre grandes controversias, prejuicios y mitos. La institucionalización de una droga como el alcohol es considerada por un sector amplio de la sociedad como un patrón normal, pues tiene un rol preponderante en acontecimientos sociales: bodas, bautizos, cumpleaños y otras celebraciones, las cuales en ocasiones tienden a favorecer su consumo excesivo; se llega incluso al extremo de que el rechazo a la bebida se entiende como un desaire personal y hasta una causa de conflicto.

El alcohol y la salud

El alcohol en exceso es una sustancia depresora del sistema nervioso central; además de tener efecto en el cerebro y modificar algunas de sus funciones como la coordinación, la atención y la memoria, su uso continuo afecta el sistema circulatorio y órganos como el hígado, el páncreas y el riñón. En cantidades moderadas estos efectos son poco apreciables, el gran problema es la posibilidad de que se vuelva peligroso y nocivo cuando se ingiere en exceso, pues además de los daños a la salud, el individuo llega a perder la noción de sus actos.

De acuerdo con la Organización Mundial de la Salud, el consumo de alcohol es un factor causal en más de 200 enfermedades. Está asociado con el riesgo de desarrollar problemas de salud tales como trastornos mentales, incluido el alcoholismo, otros no transmisibles como cirrosis hepática, pancreatitis, varios tipos de cáncer: boca, laringe, esófago e hígado, enfermedades cardiovasculares, así como traumatismos derivados de la violencia y accidentes de tránsito. A la larga, beber excesivamente puede tener consecuencias como: pérdida del apetito, deficiencia vitamínica, mala digestión de alimentos, problemas de piel, impotencia sexual, obesidad, problemas del sistema nervioso central, pérdida de memoria y desórdenes psicológicos, entre otros.

Alcoholismo

El consumo excesivo de alcohol puede desencadenar alcoholismo en el individuo, afectarlo severamente y perjudicar a personas cercanas: familiares, amigos y compañeros de trabajo. Asimismo, genera una carga sanitaria, social y económica considerable para el conjunto de la sociedad.

El alcoholismo puede definirse como un estado de dependencia física y psíquica del individuo, que determina una serie de conductas dirigidas hacia su consumo compulsivo y continuado. El alcoholismo no está fijado por la cantidad ingerida en un periodo determinado; personas afectadas por esta adicción pueden seguir patrones muy distintos de comportamiento, pues hay tanto alcohólicos de consumo diario como alcohólicos que beben sin periodicidad fija, si bien el proceso degenerativo tiende a acortar los plazos de consumo entre cada ingesta e incrementar las cantidades.

El consumo excesivo y prolongado de esta sustancia va obligando al organismo a necesitar o requerir cantidades crecientes para sentir los mismos efectos, a esto se le llama "tolerancia aumentada", lo cual desencadena un mecanismo adaptativo del cuerpo hasta que llega a un límite en el que se invierte la supuesta resistencia y entonces "la asimilación es menor". Por eso tolerar más alcohol es en sí un riesgo de alcoholización.

Aparte del grave daño personal sufrido por el alcohólico, en la mayoría de los casos la familia se ve afectada en mayor o menor grado, pues este problema provoca situaciones tensas en el grupo, y perturba e impide el desarrollo normal en las relaciones afectivas, de comunicación y convivencia familiar. Cuando hay un miembro con este problema suele haber conflictos diversos en relaciones entre los cónyuges, padres e hijos o hermanos, que alteran en cualquiera de los casos el funcionamiento familiar.

Generalmente por desconocimiento del manejo del problema, la actitud de la familia con el miembro alcohólico suele ser negativa y contraproducente, fluctúa entre actitudes de intransigencia y de condescendencia. También se tiende al ocultismo tanto por la familia como por el mismo alcohólico, ya sea por considerarlo un vicio, por no saber cómo enfrentarlo o por la incomprensión de la sociedad.

En familias donde existe una dependencia alcohólica, son frecuentes los casos de separación conyugal, y se propicia la marginación familiar y social del adicto. La dependencia alcohólica está fuertemente relacionada con la violencia familiar tanto física como psíquica, en donde los hijos, sobre todo los menores, son usualmente los más afectados. Los buenos hábitos y costumbres de una familia sobre el consumo del alcohol, a través del ejemplo de los padres, servirán de modelo a seguir por los hijos en su etapa de adultos.

En cada país se cuenta con grupos muy valiosos de autoayuda de alcohólicos en rehabilitación, como es el caso de ALCOHÓLICOS ANÓNIMOS y grupos de apoyo y orientación a los familiares, por ejemplo, AL-ANON.

Señales de alerta

Cualquier adicción es sumamente peligrosa, y la del alcohol es una de las más destructivas. Se trata de un enemigo muy poderoso al que se debe vigilar y respetar en todo momento, pues subestimarlo puede traer consecuencias irreversibles a lo largo de la vida.

Cuando aún se tiene control debe dejarse. El alcohol va minando progresivamente la voluntad del individuo y toma el control de su vida. Las siguientes señales de alerta son indicativas de cierto nivel de alcoholismo:

- Se bebe más de lo que se quiere.

- Se declara con prepotencia: "Yo lo dejo cuando quiera".

- Se tienen sentimientos de culpabilidad o remordimientos después de haber bebido demasiado.

- Se empiezan a deteriorar las relaciones familiares o sociales.

- Se niega el consumo real del alcohol.

- Se continúa bebiendo a pesar de las consecuencias negativas de la conducta.

- Se toma una actitud agresiva al tomar.

- Se pone frecuentemente como excusa para celebrar algo.

- Se utiliza de pretexto para resolver algún problema.

- Se requiere para estar "contento" o "alegre".

- Se necesita tomar una "copa" para estar más abierto y sociable.

Al declarar la oms el alcoholismo como una "enfermedad incurable, progresiva y mortal", ha quedado completamente claro que, como tal, puede manifestarse en cualquier persona, sin importar edad, sexo, religión o posición socioeconómica.

Un aspecto fundamental de esta enfermedad es la imposibilidad de enfrentarla cuando la persona no tiene la disposición total de ser ayudada.

Poblaciones vulnerables

Adolescentes

En el alcohol, como el caso tabaco y cualquier otra droga, la mejor forma de guiar a los hijos es a través del ejemplo, la cercanía con ellos y el diálogo continuo desde edades tempranas, cuando son más receptivos. Si perciben que su familia está pendiente de ellos, los jóvenes se sienten protegidos y tienen una menor propensión a caer en adicciones.

La adolescencia es un momento de gran riesgo en muchos aspectos, incluido iniciarse en el consumo del alcohol. Es un momento crítico, los padres pierden control sobre la conducta del joven y éste adquiere cierto autocontrol de su vida. El paso de la enseñanza primaria a la secundaria supone un periodo crítico.

El consumo se produce en la mayoría de los jóvenes, sin importar su edad, sexo, condición económica o clase social. Desafortunadamente se ha comprobado un descenso paulatino en la edad de inicio de consumo, que se estima ahora entre los 13 y los 16 años. Sobre todo los fines de semana y los días festivos los jóvenes se inclinan a consumir cerveza y combinados de alta graduación.

La tendencia en los últimos años es el consumo de alcohol en "antros", bares, discotecas, en la calle y en lugares de encuentro y diversión. Se realiza en compañía de amigos y adopta un carácter social: es una forma de pasar el tiempo y establecer relaciones. Se asocia con la necesidad de obtener reconocimiento social por parte de los iguales y en muchas ocasiones va ligado al consumo de tabaco, tanto en hombres como, cada vez más frecuentemente, en mujeres.

Los problemas más comunes por esta adicción son accidentes de tráfico, conflictos en el interior de la familia y en el ámbito escolar. Estudios científicos han demostrado que el alcohol es adictivo para todas las personas sin excepción, pero cuando el consumo se inicia en la adolescencia esa adicción aumenta en una proporción de por lo menos cinco veces. Los adolescentes que consumen alcohol están más expuestos a iniciar actividad sexual temprana, situación que los expone a mayores riesgos de infecciones de transmisión sexual y embarazos no deseados.

Embarazo

El consumo de alcohol durante el embarazo, ya sea vino, cerveza o licor, es la principal causa de dar a luz a un bebé con anomalías congénitas físicas y mentales. Arriesgar su futuro puede traer gravísimas repercusiones físicas, evolutivas y funcionales conocidas como síndrome de alcoholismo fetal (SAF), bajo peso al nacer, retraso de desarrollo físico y emocional, disfunción orgánica, menor perímetro craneal, epilepsia, problemas de coordinación y motricidad, dificultades cognitivas en muchas áreas y bajas habilidades sociales, por citar algunas.

Mujeres

La diferencia de género es determinante en los efectos del alcohol. Uno de los grandes riesgos está directamente relacionado con el mayor daño cerebral en la materia blanca que sufren las mujeres.

Diversos estudios confirman el mayor daño por el exceso de alcohol en las mujeres, entre otros motivos, porque no lo metabolizan igual que los hombres. Investigaciones en la Facultad de Medicina de Mount Sinai, en Nueva York, encontraron que una de las tres enzimas que descompone el alcohol es el doble de eficaz en el caso de los hombres. Es importante remarcar la menor tolerancia al alcohol por parte de la mujer.

Premio a la moderación

El alcohol es uno de los insumos más ampliamente utilizado en el mundo. Casi todas las investigaciones que lo analizan en términos de relaciones sociales consideran el consumo colectivo de las comunidades como algo no problemático, integrador y placentero. En cambio, beber en forma individual se manifiesta como un síntoma de adicción.

Tampoco procede satanizar el consumo de alcohol, lo esencial es adecuar la cantidad y la forma de beberlo, para que sea moderada, de manera inteligente y siempre con responsabilidad.

¿Cuál es el significado de beber moderadamente? Quiere decir "no intoxicarse o embriagarse", una medida adecuada es una copa al día en las mujeres y en los adultos mayores de 65 años, y dos copas en el caso de los hombres menores de 65 años. Estas cantidades son por día y nunca acumulativas. Si se aumentan, por ejemplo, a cuatro copas en los hombres y dos en las mujeres, se trata de un consumo de riesgo, con altas probabilidades de sufrir en el futuro un problema de alcohol.

El contenido de alcohol varía según las bebidas: en promedio el porcentaje de alcohol de la cerveza es de 4 a 5%; en el vino, de entre 12 y 14%, y en los licores como tequila, whisky y ron, de 35 a 45%. Una copa equivale a 120 mililitros de vino; a 350 mililitros de cerveza, o sea una lata o botella, y a 40 mililitros de licor, la capacidad de un vaso tequilero.

El alcohol tarda una hora en llegar a la sangre y una hora en eliminarse. No es conveniente beber con el estómago vacío, y es preferible hacerlo con las comidas. Cuando se toman medicamentos debe consultarse al médico, pues el alcohol puede intensificar los efectos de muchos fármacos e interactuar con otros, hacerlos ineficaces o peligrosos.

A personas que han sido alcohólicas, no se les recomienda ni una sola copa de vino. En caso de tenerse antecedentes familiares de alcoholismo se deben extremar las precauciones al beber, pues cabe la posibilidad de haber un riesgo mayor.

Diversos estudios muestran algunos beneficios con el consumo moderado del alcohol. Entre ellos, el alcohol tiene una potente acción anticoagulante, es anti-inflamatorio capaz de reducir los niveles de proteína C reactiva en la sangre, incrementa el colesterol bueno HDL, además de ser un vasodilatador que puede ayudar a controlar la tensión arterial y reducir el riesgo de accidentes vasculares cerebrales.

Cada persona es distinta y los efectos del alcohol en ella son diferentes. Por ser tantas las incógnitas en torno a esta sustancia, se puede afirmar que los beneficios de su consumo se obtienen bajo las recomendaciones de moderación citadas anteriormente.

Respecto a la pregunta de si conviene empezar a beber si no se bebe en la actualidad para aprovechar los beneficios del alcohol, la respuesta de la inmensa mayoría de los médicos sería: NO.

PERCEPCIÓN DEL CONSUMO DE ALCOHOL

① **¿Considera que su consumo de alcohol es moderado y no le perjudica en ningún sentido?**

Sí ☐   Casi siempre ☐   No ☐

② **¿Bebe como una forma de calmar el estrés?**

No ☐   En ocasiones ☐   Frecuentemente ☐

③ **¿Niega su consumo real de alcohol?**

No ☐   En ocasiones ☐   Frecuentemente ☐

④ **¿Cuándo toma cambia su estado de ánimo: agresivo, deprimido, eufórico, valiente, etcétera?**

No ☐   En ocasiones ☐   Frecuentemente ☐

⑤ **¿Considera que le sería conveniente modificar sus hábitos de consumo de alcohol?**

No ☐   Sí ☐   Lo voy a valorar ☐

⑥ **¿Considera conveniente consultar con su médico o algún grupo profesional sobre sus hábitos de consumo de alcohol?**

No ☐   Sí ☐   Lo voy a valorar ☐

Balance de vida

Misión de vida

Con frecuencia el ser humano se pregunta: ¿cuál es realmente la razón de mi existencia?, ¿cuáles son mis principales cualidades y cómo puedo aprovecharlas?, ¿hacia dónde me dirijo? La inmensa mayoría de las personas anhela encontrar el sentido de su vida; para ello es fundamental averiguar cuál consideran que es su misión de vida y cómo la interpretan.

La misión o propósito de vida se caracteriza por proporcionar un sentimiento profundo de realización, el tiempo y el esfuerzo dedicado a esas tareas ofrecen una gran felicidad, se percibe tener las cualidades apropiadas para desarrollar las actividades que involucra, y se desea continuar en el futuro por el camino seleccionado. El propósito de la vida es tener una vida con propósito, en la cual se identifiquen las metas que quieren obtenerse en los distintos ámbitos: emocional, material, físico y espiritual.

Encontrar la misión en la vida no siempre es sencillo. Algunos la descubren siendo jóvenes, otros la intuyen aunque no llegan a definirla como tal, hay quienes la van detectando, y no falta quien la modifica con el paso del tiempo.

La misión de una persona tiene un espectro infinito de opciones. Puede estar enfocada en aspectos sencillos, profundos, prioritariamente internos, o en otros más complejos en los que intervienen relaciones externas masivas. Es común encontrar en la misión de vida de los individuos un enfoque relacionado con el servicio a los demás. En cualquier circunstancia, el propósito de vida de una persona siempre debe ser respetado y apoyado en lo posible.

Alineados con la misión de vida, los objetivos de corto, mediano y largo plazo le dan dirección y sentido al quehacer diario. Se trata de definir metas puntuales siguiendo la metodología aceptada, es decir, que sean específicas, medibles, realistas, orientadas a resultados y cuantificables en el tiempo. La misión y los objetivos alrededor de ella deben ser prioritarios en el balance de la vida.

Balance de la propia vida

En cualquier época pasada, pero quizá en la actualidad con mayor énfasis debido a las condiciones de vida, se nos presenta un enorme reto: lograr un balance en la vida personal, acorde con la etapa que se vive y con la misión y los objetivos de cada individuo.

Todos hemos conocido a personas de éxito en algún campo específico, sin embargo, en ocasiones dichos personajes confiesan ser infelices y estar insatisfechos con sus logros internos. Es posible alcanzar grandes logros profesionales y fracasar en las relaciones íntimas, o bien estar satisfecho en cuanto a las relaciones con los demás y descuidar la salud física.

Cada persona debe analizar y reflexionar sobre la distribución de su tiempo y energía en las diferentes actividades que realiza, y determinar si guardan un equilibrio respecto a sus metas y necesidades materiales, físicas, emocionales, intelectuales, espirituales, relaciones con los demás e inclusive tiempo para su relajamiento y entretenimiento.

Lograr este balance es fundamental para lograr un bienestar integral. Es una habilidad con cierto grado de dificultad que requiere ser atendida y revisada continuamente. Uno de los diversos obstáculos a vencer es la cultura errónea que prevalece en el ámbito laboral, donde se promueven jornadas de trabajo demasiado extensas a las que se agrega el tiempo excesivo de traslado en las grandes ciudades, que afectan en conjunto la vida personal y familiar del trabajador, la cual pasa a un segundo o tercer plano.

En los capítulos anteriores se trataron principalmente temas relacionados con la importancia de la salud física; sin embargo, contemplando y reconociendo al ser humano en forma integral se incluyen, aunque sea de forma muy breve, algunas reflexiones de temas fundamentales relacionados con la salud mental, emocional y espiritual, así como la gran trascendencia de las relaciones con los demás, pues todas se complementan para lograr armonía y balance en la vida.

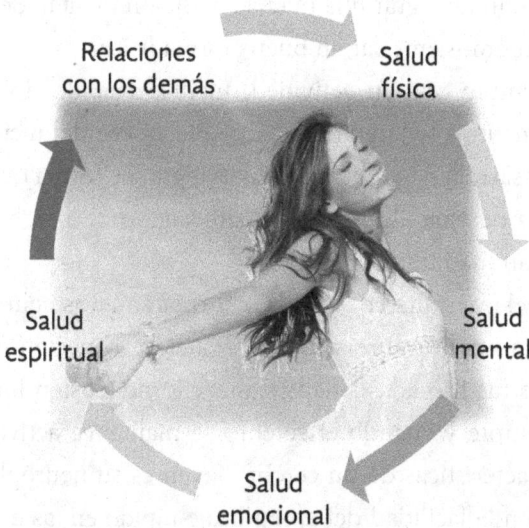

Salud mental

Una de las diversas definiciones de salud mental la describe como un estado de equilibrio entre una persona y su entorno sociocultural a fin de lograr una participación intelectual y de relaciones enfocada en su bienestar y calidad de vida. El término *salud mental* se utiliza como sinónimo de salud física. La Organización Mundial de la Salud establece que no existe una definición oficial de salud mental, y que cualquier interpretación estará influida por factores relacionados con diferencias culturales, y en ocasiones con disputas entre teorías profesionales.

En cambio, la mayoría de los teóricos coinciden en que *salud mental* y *enfermedad mental* no son conceptos simplemente opuestos, es decir, la ausencia de un desorden mental reconocido no es indicativo de salud mental, y al revés, sufrir un determinado trastorno mental no constituye un impedimento para disfrutar una salud mental razonablemente buena.

En los últimos años se han intensificado las investigaciones sobre el funcionamiento del cerebro. Es difícil pensar en alguna acción del ser humano en la cual no esté involucrada la mente, de hecho, deberíamos reconocer al cerebro como nuestro bien más preciado y ocuparnos de su cuidado y desarrollo a fin de lograr una buena condición mental, de la misma manera en que pensamos en estar en buena forma física.

El cerebro siempre está en actividad, incluso cuando dormimos, y cambia constantemente a lo largo de la vida. El cerebro del recién nacido no se encuentra desarrollado y poco a poco lo logra, de forma que durante su segunda década de vida alcanza su máximo desarrollo, si bien ciertas funciones continúan madurando.

Durante todo el transcurso de la vida se forman nuevas neuronas, proceso conocido como neurogénesis. Las neuronas se conectan entre ellas por conducto de otras llamadas sinapsis, por ello no existen límites para el aprendizaje, siempre y cuando el cerebro se mantenga activo. Una de las principales características de un cerebro joven es su neuroplasticidad, que se manifiesta en la facilidad del aprendizaje rápido en las etapas de la niñez y de la adolescencia. Un factor clave para el conocimiento de la neuroplasticidad ha sido el desarrollo en los últimos años de la tecnología de neuroimágenes, la cual permite observar la estructura y el funcionamiento del cerebro en tiempo real.

Anteriormente se pensaba en una degradación del cerebro con la edad, que limitaba la posibilidad de continuar aprendiendo. Las investigaciones recientes muestran una realidad muy distinta: el cerebro se modifica y moldea durante toda la vida, el cerebro adulto posee una menor velocidad de aprendizaje que el joven, si bien es compensado en cierta forma por su mayor experiencia. El aprendizaje es fundamental en todas las edades y no sólo en el ambiente escolar.

Cuando las funciones del cerebro no se estimulan en forma continua disminuyen su capacidad por el debilitamiento de las redes neuronales; igual sucede con el ejercicio físico, pues los músculos se debilitan cuando no son activados. En ambos casos es aplicable la frase de: "úselo o piérdalo".

En épocas anteriores el coeficiente intelectual y la memoria se consideraban como las funciones cerebrales preponderantes. Ahora se conocen otras competencias del cerebro, por ejemplo, la memoria de corto plazo y la memoria de largo plazo, las capacidades de percepción, de atención, la motora, la de procesamiento de lenguaje y audición, y la visual y espacial.

Cada persona tiene diferentes capacidades cerebrales, y su desarrollo está en función del fin perseguido, es por ello un proceso individual. No sería extraño encontrar, en unos cuantos años, sitios en donde se seleccionen las capacidades cerebrales que se quisieran mejorar, al igual que hoy en día se asiste al gimnasio para desarrollar los bíceps, la resistencia, el abdomen y otras partes del cuerpo.

En términos generales se puede mejorar la salud cerebral atendiendo los siguientes puntos:

- Mantenerse activo intelectualmente a lo largo de la vida. Aprender y dominar nuevas habilidades crea y refuerza las conexiones neuronales. Es importante estimular el aprendizaje realizando actividades que suponen un reto y rompen con lo rutinario y familiar. Un buen ejercicio mental debe ser novedoso, variado y plantear un reto. Participar en una nueva y desafiante actividad requiere enfrentar el miedo al fracaso y al cambio, todo esto supone salir de la zona de confort.

En un nivel más básico lo importante es estar comprometidos con la vida, participar continuamente en actividades estimulantes, intentar hacer lo mejor posible cualquier tarea, salir de la zona de confort y evitar las rutinas.

En ciertas actividades, como el aprendizaje de un instrumento, el estudio de otro idioma y hasta las ocupaciones de ocio se han detectado beneficios en las conexiones neuronales; también se obtienen resultados positivos en la lectura de libros o periódicos, la práctica de videojuegos, escribir cartas o correos electrónicos, los juegos de mesa, rompecabezas y crucigramas. No se trata de hacer, por ejemplo, mil crucigramas, sino de variar las actividades. Ver televisión en cambio, no ofrece beneficios al cerebro; desde luego puede haber excepciones, como en el caso de programas informativos que ofrecen la posibilidad de aprendizaje, o bien en los que exijan realizar un esfuerzo mental.

- Un segundo punto es adoptar un estilo de vida saludable. Mantenerse activo físicamente, en especial se han comprobado los grandes beneficios del ejercicio aeróbico; tener una alimentación saludable, por ejemplo, seguir la dieta mediterránea, observar hábitos de sueño saludables y descanso, no fumar y beber con moderación.

Una vida sedentaria es perjudicial para la salud del cerebro; el ejercicio físico y el cognitivo son sinérgicos: la persona obtiene mayores beneficios del segundo cuando hacen ejercicio físico, pues éste lo ayuda a ser más receptivo.

- Una tercera recomendación es interactuar socialmente, ya sea con la familia, grupos de apoyo o reuniones con amigos. Se trata de fomentar las relaciones con personas o grupos con actitudes positivas; en cambio, debe evitarse el aislamiento.

Lo ideal es combinar la estimulación mental y física con la interacción social. La esperanza de vida sigue aumentando y se logra un envejecimiento cognitivo y físico saludable, lo cual es una de las cuestiones más apremiantes de nuestro tiempo. Debe tenerse en cuenta que cualquier acción realizada a lo largo de la vida tendrá una repercusión en la salud en edades avanzadas.

Salud emocional

La salud emocional es un estado de bienestar mediante el cual el individuo tiene la capacidad de manejar en forma asertiva sus sentimientos, pensamientos y emociones, así como de liberarse y controlar sus emociones y pensamientos negativos.

Las personas emocionalmente sanas tienen autoestima alta, se sienten bien con ellas mismas, saben manejar sus emociones positivas como amor, alegría y esperanza, son tolerantes, tienen sentido del humor, practican el perdón, son agradecidas, tienden a ser optimistas, aceptan el cambio como un proceso normal y constante, se enfocan en los aspectos importantes que dan sentido a su vida, mantienen buenas relaciones personales y han desarrollado la capacidad para sobreponerse y salir fortalecidas de situaciones dolorosas, adversas y difíciles, característica denominada "resiliencia". Por otra parte, han aprendido a dominar y controlar sentimientos y emociones negativos como odio, envidia, avaricia, celos, miedos mal fundados, ira, prepotencia y culpabilidad.

La salud emocional parte de la mente. Se considera que el ser humano tiene más de 50 000 pensamientos en el día, el gran reto es impedir cualquier pensamiento negativo; si se desea una mejor vida con mayor significado, deben procurarse los sentimientos y emociones positivas.

Son tres las principales causas de pensamientos negativos:

a) emociones y actitudes negativas sobre uno mismo
b) diálogo pesimista sobre situaciones externas
c) pensamientos negativos sobre eventos futuros

Pocas personas analizan la naturaleza de sus pensamientos, y sin embargo la calidad de los pensamientos es factor primordial en la calidad de vida de un individuo. Después de reconocer la trascendencia de los pensamientos positivos, lo siguiente es transitar de la mente a la acción, lo cual se manifiesta mostrando una actitud positiva ante los retos de la vida. Una actitud positiva es considerada como el factor más importante en la adopción de hábitos saludables.

Otro aspecto medular de la salud emocional es aceptar la propia realidad. No se trata de resignación o falta de espíritu de lucha para mejorar y sobreponerse a determinadas situaciones, sino de ser conscientes de aspectos clave relacionados con la propia naturaleza y el entorno, como quiénes somos, las relaciones familiares, el sitio en donde vivimos, el status social, la posición económica, etc. Cualquier ser humano tiene carencias, pero también cuenta con diversos activos; enfocarse más en lo que se tiene y no en las carencias propicia sentimientos positivos; cuándo se logra la adaptación a la realidad en forma asertiva se facilita el tránsito hacia el equilibrio emocional.

Optimismo

Podría parecer que ser una persona optimista o pesimista se debe a la influencia de factores como el ambiente familiar, aspectos genéticos y experiencias en los primeros años de vida. No obstante, cuando tiene conciencia de sus tendencias hacia el pesimismo y trabaja para modificarlas, puede ir cambiando gradualmente dicho enfoque y volverse más positiva.

Entre las características de los optimistas y pesimistas se encuentran que los optimistas tienden a pensar en las dificultades como eventos pasajeros, consideran tener mejor salud, pocos problemas en general, más energía, mayor tranquilidad y sensación de paz interior; por el contrario, los pesimistas tienden a sentir culpabilidad, consideran duraderos los eventos problemáticos, son proclives a sentirse víctimas, perciben dificultades por cosas pequeñas y se quejan de su salud.

Las personas pueden ser optimistas, pesimistas o una combinación de ambas en diferentes grados. En todo momento se debe estar atento a los propios pensamientos y emociones para desarrollar una actitud positiva. Algunas sugerencias son:

- Vigilar los pensamientos y el diálogo con uno mismo, encauzándolo hacia lo positivo.

- Procurar ser objetivos, dar a las dificultades su real dimensión y evitar magnificarlas.

- Aceptar los momentos difíciles como parte de la naturaleza humana.

- En situaciones de duelo, tomar un tiempo adecuado para afrontarlas y regresar con actitud positiva.

- Ser agradecidos, cada persona ha recibido un sinnúmero de bendiciones que deben valorarse, en especial ante situaciones difíciles.

- Apreciar los buenos tiempos; seguramente no serán permanentes, como tampoco lo son los malos tiempos.

- Evitar las relaciones negativas, pero reconocer que no siempre pueden suprimirse por completo.

- Perdonar empezando por uno mismo y después con los demás. Al perdonar se desvanecen los sentimientos negativos que dañan a quien los conserva.

- Disfrutar las cosas simples de la vida: una relación familiar, una taza de café con amigos, un atardecer, una canción o un cuadro; no se necesitan eventos majestuosos para la felicidad.

- Buscar la tolerancia, muchas situaciones "molestas" son probablemente eventos sin importancia, conviene ponerlos en la prospectiva del tiempo, por ejemplo, de un año.

- Pensar en los demás sin encerrarse en los propios problemas, lo cual propicia hacerlos mayores a la realidad; en cambio, cuando se consideran los de otras personas se llega a advertir que los propios no son tan grandes como se perciben.

Numerosos estudios en varios países confirman que los optimistas viven más años, pero sobre todo mejor. Hay otros casos de personas con algún tipo de desaliento mayor provocado por la depresión. Este padecimiento se presenta con mayor frecuencia en las mujeres por circunstancias muy diversas, como cambios hormonales y en ocasiones por la falta de alguna sustancia química. Cuando se presentan estos episodios es importante reconocerlos y atenderlos, preferentemente con un médico especialista.

Resiliencia

Es la capacidad de los seres vivos para sobreponerse a periodos de dolor emocional, traumas, tragedias y en general a situaciones adversas. Ser resiliente no significa no sentir malestar o dolor emocional ante las adversidades. En la actualidad, la psicología enfoca la resiliencia por las capacidades, valores y atributos positivos, y no en función de las debilidades y patologías, la entiende como entereza, superar eventos dolorosos e incluso salir fortalecido de ellos.

Sucesos de impacto para cualquier persona como la muerte de un ser querido, una enfermedad grave, la pérdida del trabajo, un divorcio, un problema financiero, etc., causan inseguridad, incertidumbre y afectan emocionalmente. No obstante, su manejo varía de manera significativa en función de la resiliencia del individuo.

No se nace con la capacidad de resiliencia, aunque posiblemente exista cierta tendencia genética además de la influencia de seres cercanos con un determinado modelo de resiliencia; pero la buena noticia es que cualquier persona la puede desarrollar y adquirir a lo largo de su vida.

Son tres las características principales de las personas resilientes: aceptan la realidad como es, creen en la vida con un profundo sentido, y tienen una gran motivación y perseverancia para aprender y mejorar. Además, es común encontrar en ellos las siguientes habilidades:

- Identifican las causas de los problemas para disminuir las posibilidades de repetirlos.

- Controlan sus emociones ante la adversidad y actúan objetivamente en situaciones de crisis.

- Son competentes y confían en sus propias capacidades.

- Manejan de modo adecuado las situaciones de alta presión.

- Viven el momento presente, practicando la conciencia plena o *mindfulness*.

- Evitan intentar controlar todas las situaciones, pues saben que es imposible.

- Mantienen un optimismo realista y una visión positiva del futuro.

- Saben reconocer las emociones de los demás y conectarse con ellos.

- Buscan continuamente nuevas oportunidades y retos.

- Buscan apoyo social, así como la ayuda de los demás, en especial la profesional cuando la necesitan.

La resiliencia es una lección imperante en la educación de los hijos, la cual se basa en promover valores y virtudes para la formación de su carácter. La calidad de vida ha mejorado en ciertos sectores de la sociedad en los últimos años, sin embargo, los niveles de satisfacción en lugar de aumentar han disminuido, hecho muy perjudicial en especial para los niños, que carecen de capacidad de tolerancia a la frustración, y se llega en ocasiones al extremo de que niños que "lo tienen todo" presentan **síntomas de depresión**, pues la "abundancia" se convierte en dañina. Estos efectos pueden continuar hasta la edad adulta con graves consecuencias, como insatisfacción en las relaciones familiares, trastornos laborales, problemas de salud y mayores niveles de depresión.

Corresponde a los padres y a los formadores educar y enseñar a los niños a afrontar con fortaleza las dificultades de la vida, apoyarlos para levantarse de los fracasos y convertirlos en experiencias positivas para aprovecharlas en el futuro. No se trata de exponerlos innecesariamente a peligros, pero por otra parte tampoco se debe sobreprotegerlos ante los obstáculos cotidianos.

El ejemplo de los mayores y un diálogo constructivo serán los mejores argumentos para desarrollar en el niño la capacidad de ser resiliente, en especial en momentos de contratiempos, al hacerle preguntas como: ¿qué puedes aprender de esta situación? y ¿cómo obtienes beneficio de esta experiencia?

Salud espiritual

Espiritualidad y religión son conceptos distintos. Hay una infinidad de definiciones de espiritualidad, una de las más aceptadas se refiere a la búsqueda personal del significado y propósito de la vida. La espiritualidad tiene un sentido personalizado, con frecuencia se tiene la creencia de un poder superior que proporciona fuerza interna, especialmente cuando las situaciones están fuera de control del ser humano. La religión, por su parte, está relacionada con una forma particular de creencias y prácticas específicas adoptadas por un grupo de creyentes, si bien igualmente se cree en un poder superior.

Algunas personas alcanzan la salud espiritual mediante la práctica de su religión, otras lo logran en forma diferente como apreciar y disfrutar los prodigios de la naturaleza. Las diferentes prácticas favorecen la percepción de paz interna, esperanza y consuelo, sobre todo en momentos críticos.

En todo caso, existen muchos caminos para lograr la salud espiritual y la práctica de la meditación es uno de ellos. Hay ejercicios de meditación que han ido pasando del maestro al discípulo a lo largo de cientos de años. La meditación ha sido llevada de oriente a occidente por monjes y por seglares con tradiciones espirituales.

Para meditar se necesita un lugar tranquilo libre de interrupciones, estar en una posición cómoda, confortable para propiciar la concentración de la mente. La respiración es muy importante, se recomienda inspirar y expirar lentamente y en forma pausada. Hay que concentrarse en el momento, hacerse consciente de los pensamientos, sensaciones, sonidos, o percibir el propio cuerpo, todo ello propicia la tranquilidad y paz de la mente y el espíritu. El tiempo de meditación es muy variable, puede iniciarse con 10 minutos al día y aumentarlos poco a poco, además, la constancia es fundamental para convertirla en un hábito.

La meditación es empleada con fines muy diversos como encontrar un espacio mental en un proceso enfocado hacia la atención plena, el desarrollo personal, mayor estabilidad emocional, herramientas del manejo del estrés, prácticas para controlar la ansiedad crónica, la depresión, el insomnio, la ira y hasta la tensión muscular; es un motivo de integración hacia la espiritualidad.

Si se desea mejorar la salud espiritual, pueden revisarse algunas ideas a partir de preguntas sencillas:

- ¿Qué me hace sentir más completo?

- ¿Cuándo me percibo como mejor persona?

- ¿Cómo siento mi relación con un poder superior?

- ¿En cuáles circunstancias me conecto mejor con mis semejantes?

- ¿Cómo puedo aumentar mi paz interior?

Está ampliamente documentado por instituciones dedicadas a la salud el efecto positivo generado por la salud espiritual, que favorece el bienestar integral de las personas, pues se suma a los beneficios potenciales que se obtienen por la salud física, mental y emocional, así como por las relaciones sociales.

Relaciones con los demás

Sería difícil imaginar la vida sin las relaciones afectivas de los padres, hermanos, hijos, abuelos, amigos de la escuela, del trabajo, de algún club o de algún grupo social o religioso, pues todos ellos en conjunto proporcionan apoyo escuchando cuando se les necesita y manteniendo vínculos estrechos.

Los estudios son contundentes, quienes disfrutan de apoyo social tienen mejor salud y viven más tiempo. El amor y la amistad fortalecen el sistema inmunológico, reducen el estrés, la ansiedad y ayudan en los casos de depresión. Así, por ejemplo, quienes han sufrido un infarto tienen más probabilidades de recaídas cuando viven solos, pues el aislamiento social es un factor de riesgo para algunas enfermedades, especialmente en el caso de las personas mayores.

Ser escuchado en momentos críticos produce alivio y permite contemplar los problemas desde una perspectiva más amplia. En lo cotidiano, las relaciones con los seres cercanos aumentan la autoestima y la sensación de pertenencia.

Es evidente que no todas las relaciones son positivas y de hecho algunas pueden ser muy perjudiciales, por ello cada relación debe analizarse con cuidado para decidir si contribuye favorablemente a la salud y al bienestar mental y emocional del individuo. En las relaciones humanas debe reconocerse la importancia de saber "dar" y "recibir". Es primordial identificar los límites de cada relación sin sobrepasarlos, ser prudentes, cuidarla como un pequeño tesoro y nunca permitir que la confianza se convierta en falta de respeto.

Las relaciones sociales o de amistad pueden cumplir varias funciones: se obtiene información y apoyo, se aprende, ayudan a la identificación y a la construcción de la propia identidad, proporcionan diversión y entretenimiento; puede decirse que contribuyen al desarrollo y al bienestar individual.

Como en la vida real, las redes sociales como Facebook y Twitter son una buena alternativa para encontrarse con los amigos y conocer nuevas amistades; pero es importante ser cuidadosos, pues estas herramientas no están libres de peligros, especialmente para los niños y los adolescentes, así que lo mejor siempre será conocer las amenazas y las formas para prevenirlas, así como asegurar el control y la estrecha vigilancia por parte de los padres.

Es importante para los menores entender que hablar habitualmente con un desconocido en internet no lo convierte en su conocido. La adicción a las nuevas tecnologías es un problema que debe ser atendido y controlado por los padres. El tiempo de los hijos en internet debe ser acorde a su edad y condición.

Lo relevante no es tanto el número o cantidad de relaciones, sino la calidad de las mismas. Por otra parte, no todas las personas tienen las mismas necesidades de afiliación, seguramente se conoce a personas reservadas y hasta introvertidas que se distinguen por ser muy selectivas en sus relaciones, y sin embargo mantienen su equilibrio físico, mental, emocional y espiritual y gozan de buena salud.

Las relaciones y redes sociales de un individuo van cambiando a lo largo de su vida, como lo proponen Kahn y Antonucci en su modelo del "convoy", en el cual describen los cambios durante el ciclo de vida de una persona mediante la metáfora de una serie de camiones que circulan por una autopista llevando a un individuo como su pasajero principal, en la adolescencia y adultez temprana suben y bajan otros pasajeros que acompañan al huésped principal, algunos permanecen por bastante tiempo y estrechando su relación con él; en forma natural, las relaciones tienden a disminuir con la edad, si bien comúnmente se hacen más sólidas, esto no significa que los lazos de amistad dejen de ser importantes, sino más bien aumentan las exigencias, por lo tanto, son menos los integrantes del "convoy".

Es normal identificar cómo a lo largo del tiempo aumentan en el convoy las relaciones familiares y disminuyen las extrafamiliares, lo cual modifica la composición de la caravana. Sin duda los factores culturales también ejercen su influencia en las redes sociales del sujeto. Así, en sociedades colectivistas los miembros familiares tienen una mayor presencia en la caravana, mientras que en los países con una orientación más individualista los amigos tendrán más peso. El género es otro factor de peso, ya que las mujeres suelen tener redes sociales más numerosas.

PERCEPCIÓN DEL BALANCE DE VIDA

☑   ☐   ☐   ☐

① **¿Tiene identificada su misión de vida?**

Sí, claramente ☐   Sí, pero no muy clara ☐   No la percibo ☐

② **¿Considera que sus actividades actuales corresponden a su misión de vida?**

Sí, definitivamente ☐   Sí, en su mayoría ☐
Pocas o ninguna ☐

③ **¿Su vida personal está en equilibrio?**

Sí, en alto grado ☐   Debo hacer ajustes ☐
No, requiero revisarlas ☐

④ **¿Considera controlar su mente para excluir la inmensa mayoría de pensamientos negativos?**

Sí, casi siempre ☐   Sí, pero no siempre ☐
Necesito trabajar en ello ☐

⑤ **¿Qué característica considera que tiene?**

Optimismo ☐   Tendencia al optimismo ☐

Pesimismo ☐   Tendencia al pesimismo ☐

⑥ **¿Cómo considera su capacidad de resiliencia?**

Muy desarrollada ☐   Regular, puedo mejorar ☐
Poco desarrollada ☐

⑦ **¿Qué tan importante considera su salud espiritual entre sus prioridades de vida?**

Muy importante ☐   Regular ☐   Poco importante ☐

⑧ **¿Cómo percibe sus relaciones con los demás?**

Excelentes ☐   Regulares ☐   Deficientes ☐   Malas ☐

⑨ **¿Cómo considera su manejo de las redes sociales?**

Excelente ☐   Bueno ☐   Regular ☐   Deficiente ☐

Reflexiones finales

Con frecuencia se hace énfasis en la necesidad de esforzarse para lograr metas en la vida; sin embargo, la sociedad del bienestar y del consumo envía mensajes diametralmente opuestos: se promueve la ley del menor esfuerzo, se aspira a lograr resultados rápidos sin ninguna dificultad, se incita a moverse lo mínimo e indispensable para evitar cualquier tipo de fatiga, se recomienda tomar "píldoras mágicas" para controlar el peso en vez de corregir los hábitos de alimentación, y estas y otras ideas generadas por la mercadotecnia consumista son muy perjudiciales para la población.

Hay que dejar en claro que la suerte no existe, nada se regala en la vida. Por el contrario, el esfuerzo, el trabajo, la fuerza de voluntad, la perseverancia y otros valores son indispensables para alcanzar el éxito, normalmente cultivado a lo largo del tiempo.

Los falsos sueños promovidos por los medios de comunicación dañan especialmente a niños y jóvenes. El esfuerzo no se transmite genéticamente; los padres son los encargados de enseñarlo mediante su ejemplo, la promoción de valores y hábitos de responsabilidad, paciencia, fuerza de voluntad, constancia, disciplina, exigencia y compromiso, así como el diálogo permanente con los hijos. Todos estos factores son necesarios para contrarrestar los falsos conceptos asociados con el placer y la vida fácil.

Por naturaleza humana existe la tendencia de permanecer dentro de la zona de confort, huir de las amenazas, las incomodidades y buscar a toda costa el placer. Estar en la zona de confort no es siempre negativo, hay momentos y situaciones en los cuales se justifica plenamente, como se mencionó en el tema del descanso. Lo peligroso es no salir y querer permanecer en ella.

Para emprender nuevos retos, buscar otras oportunidades, superar las propias expectativas y corregir hábitos nocivos es imprescindible eliminar barreras, explorar nuevas alternativas, vencer ciertos miedos y abandonar la zona de confort, es decir, dar un paso al frente. Conviene reflexionar sobre las causas particulares de dichas "zonas de confort", reconocerlas, darles su valor, tomar conciencia del miedo a lo desconocido y finalmente revisar los beneficios de vencer los obstáculos en pro del crecimiento personal.

Al final de cada capítulo del libro se ha incluido un breve cuestionario de percepción, con la idea de motivar la reflexión personal para reconocer comportamientos y hábitos poco saludables o hasta nocivos. Para ello será necesario hacer un esfuerzo y salir de la zona de confort; además se recomienda elaborar una lista sobre los aspectos que se piense trabajar, y establecer metas a corto y a largo plazo, pues es preferible atender unos cuantos de alta prioridad personal que pretender realizar demasiados cambios en el estilo de vida en poco tiempo.

El factor económico es muy importante en el tema de la salud, por ello las prácticas de autocuidado y prevención deben reforzarse y mantener su prioridad a lo largo del tiempo. Los costos de la salud preventiva son realmente, bajos por no decir insignificantes, sobre todo cuando se comparan con los costos curativos derivados de enfermedades. Se puede identificar la erogación de los gastos de salud en tres instancias:

a) los realizados directamente por cada individuo o por sus familiares
b) los hechos por las empresas e instituciones para sus trabajadores
c) los solventados por los gobiernos de los países

En su mayoría los gastos son compartidos, según cada caso, entre los individuos en forma particular, las empresas u organizaciones de trabajo y las distintas áreas de salud de los gobiernos. El gasto destinado a la salud, en especial cuando se trata de algún padecimiento permanente o grave, puede alcanzar cifras muy elevadas que alteran las economías; un ejemplo es el alto costo por la atención y cuidado de la diabetes.

La vida es un regalo, un regalo tan grande dado por el Creador que a los seres humanos nos resulta muy difícil comprenderlo en toda su magnitud. Sin embargo, sucede que el regalo de la vida es en realidad un préstamo por tiempo limitado, no sabemos su fecha de caducidad, aunque se reconoce que no tenemos comprada la vida.

Quien ha tenido alguna experiencia en la que su salud se haya visto comprometida y haya estado cerca de la muerte, como un infarto, un problema de cáncer o un accidente mayor, tuvo la ocasión de apreciar con claridad la fragilidad del ser humano. Es frecuente ver que estas personas han recibido una "lección de vida" tienen un mayor aprecio y cuidado por su salud. Desafortunadamente "nadie experimenta en cabeza ajena", y con frecuencia la falta de atención de la salud puede traer consecuencias graves, y cuando se quiera reaccionar puede ser demasiado tarde.

Por último, la vida de cada persona es un verdadero milagro, cuidarla, disfrutarla y aprovecharla es una decisión personal. El autor desea contribuir a que sus lectores mejoren su salud integral, bienestar y calidad de vida, y les agradece profundamente el favor de su lectura.

AGRADECIMIENTOS

Expreso mi más sincera gratitud a las personas que han ayudado a dar vida a este libro:

A los colaboradores de Bienestar y Salud Corporativa, quienes por cerca de dos décadas han contribuido a impulsar una nueva cultura de la prevención y autocuidado de la salud, así como promoviendo el bienestar y la calidad de vida del personal de nuestros apreciables clientes. En forma particular a:

Lic. César Estévez Castro
Nut. Guadalupe Herrera Estrada
Dr. José Luis Martínez Hernández. Sport Care
Dr. Luis Torre Bouscoulet. Medicina del Dormir
Psic. Ángela Vázquez López
Nut. Ana Kiralina Velázquez Guerrero

Una mención muy especial a mi hija, Patricia Diéguez Torrado, por su gran apoyo en la elaboración del presente libro.

Un agradecimiento especial a Ángeles de Gyves, directora del Workplace Wellness Council, Consejo Empresarial de Salud y Bienestar, y a su talentoso equipo, por su gran entusiasmo e incuestionable vocación para la promoción de la salud.

Al Lic. Guillermo Solórzano Leiro, por su amistad y asesoría jurídica.

A mi editor, Daniel Araico Sayrols, por su contribución e interés en difundir temas tan importantes para la sociedad: la salud preventiva y el autocuidado.

A toda mi familia, particularmente a mi esposa María Eugenia, a mis hijos Carlos, Maru y José Luis y Paty; a mis nietos: Mateo, Silvana, Andrés y Pamela.

LECTURAS RECOMENDAS

Acondicionamiento físico para todos. Diane Dahm M.D.; Jay Smith M.D., Clínica Mayo, 1ª edición, 2006.

Entrenamiento físico-deportivo y alimentación. M Delgado F., A. Gutierrez S., M.J. Castillo G., Paido Tribo, 3ª edición, 2004.

Recomendaciones mundiales sobre actividad física para la salud. Organización Mundial de la Salud 2010.

Ejercicio efectivo. Bienestar y Salud Corporativa, 2016.

La magia de correr. Carlos Diéguez Agraz, Selector, 1ª edición, 2013.

De tacos, trotes, siestas y otras fiestas. Elizabeth Noriega, Consejo Estatal para la Cultura y las Artes, Gobierno de Jalisco, 1ª edición, 2009.

Living the Good Life. David Patchell Evans, ECW Press, Toronto, 2004.

El ABCD de la evaluación del estado de nutrición. Araceli Suverza NC; Karime Haua NC, McGraw Hill Educación, 2010.

Pautas para la orientación alimentaria en México. International Life Sciences Institute, ILSI de México, A.C., 1ª edición, 2004

Sistema mexicano de alimentos equivalentes. MCS Ana Bertha Pérez Lizaur *et al.*, Fomento de Nutrición y Salud, A.C. Ogali, 4ª edición, 2014.

Encuesta nacional de salud y nutrición 2012. Juan Pablo Gutierrez, *et al.*, Instituto Nacional de Salud Pública, 1ª edición, 2012.

Alimentación Saludable. Bienestar y Salud Corporativa, 2016.

El plan de la Clínica Mayo. Donald Hensrud, Intersistemas, 2006.

Programa de Vacunación Universal y Semanas Nacionales de Salud. Lineamientos 2015. Secretaría de Salud, México, 2015.

Las lesiones deportivas. Pfeiffer. R. P. Mangus, Paido Tribo, Barcelona, 2000.

Injury Prevention. Dagny Scott Barrios, Rodale, 2004.

Decídete a tener una vida sana
se imprimió en agosto de 2016,
en Acabados Editoriales Tauro, S.A. de C.V.
Margarita 84, Col. Los Ángeles,
Del. Iztapalapa, C.P. 09360, México, D.F.

www.ingramcontent.com/pod-product-compliance
Lightning Source LLC
Chambersburg PA
CBHW011646300326
41935CB00054B/1801